だれが医療を殺すのか

国民皆保険制度が崩壊する日

日本医師会 常任理事
石井正三
Masami Ishii

ビジネス社

本書を、東日本大震災とそれに関連して2万人を超える死亡者と行方不明者に、そして、心身共に傷つきご家族を含めた多くの大切なものを失いながら、新たな一歩を踏み出している被災された方々に捧げる。

被災から立ち上がり人道主義に基づく行動を共にした妻敦子と私の医療法人&社会福祉法人「正風会」の仲間たち、日本医師会のJMAT活動含めた様々な活動に従事して下さった皆さま、畏友目澤朗憲元東京都医師会理事、また物心共に援助していただいた総ての方々の善意に、深甚な感謝を捧げる。

本書を未来へのメッセージとしてまとめるにあたって、関係者からいただいた多くの励ましと支援に心から感謝する。

はじめに

医療の未来を守るために

私は昭和50年に弘前大学医学部を卒業、大学院を修了し脳神経外科医の道を歩み、勤務医を経て石井脳神経外科・眼科病院を開設、地域の医療福祉に貢献する道を選んだ。

いわき市医師会長をしていた平成18年、地域医療に貢献していた産婦人科医が突然、帝王切開術を受けた妊婦が死亡したことを理由に逮捕拘留《こうりゅう》されることになった。いわゆる福島県立大野病院事件である。検察、報道機関の偏見に満ちた対応に怒りを感じ、抗議の声明文を発表した。このことがきっかけとなって日本医師会で仕事をすることとなった。それから早いもので、10年が経とうとしている。懇意にしている仲間から、これまで、日本医師会での仕事を通して感じてきたこと、考えていることを取りまとめてはどうか、との提案を受けた。地域医療に挺身《ていしん》して30年、東日本大震災から5年という節目でもある。これを機会として、筆を執った次第である。同時に次の世代へのメッセージとしたい。

私は日本医師会（JMA）活動を通じて、立法に参画したり、行政の委員などに参画し各種の提言に関与した。本書に記した、医療政策のあり方、今後の日本の方向性についての考え方は、こうした経験に基づくものである。

世界医師会（WMA）においては、理事を2年、副議長を6年務め、昨年からは、財務担当役員に選任された。世界中の医療者たちの直面する問題を一緒に考えて得られた教訓や、多くの方々との出会いや交流を通じて形づくられたものを書き記しておくことも、本書の意義の1つと考えている。

2016年1月に訪問したボストンの会議では、2013年に発生したマラソンテロにおいて、爆死した3名以外すべての負傷者を救命するという素晴らしい実績を残した方々と面談する機会があった。心に残った共通のキーワードがある。それは、「顔の見える関係」、「共有する哲学」そして「情熱と愛」である。私の日本医師会での10年も、災害対応同様まさにこれらのキーワードに導かれた年月だったような気がする。

本書の記載には、従前の医師会の考え方とは異なる部分もあるかもしれないが、本書は何よりも現在において、そして未来に対して誠実でありたいと願って記したものである。個人としての責任で記載したものなので、責任はすべて私にある。

回顧録としてではなく過去に学ぶ事後検証としてお読みいただき、私たちのそして人類の将来を見据えて、医療保険制度含めた人々の命と健康を支える人道主義活動の未来像について、さまざまな壁を超えた論議と前向きなビジョン形成に少しでも寄与するものとなれば、幸いである。

7 医療がつくる国際関係

8 危機管理としての医療

1-1 県立大野病院事件の余波

冤罪《えんざい》だった「大野病院事件」が浮き彫りにした医療界の問題点

最初に、取り上げなければならないのは、福島県立大野病院産科医師逮捕事件、いわゆる大野病院事件である。福島県双葉郡大熊町の福島県立大野病院において、帝王切開術を受けた女性が死亡し、平成18年2月に産科医が逮捕、起訴された。

担当医師は妊婦に対し、前置胎盤の可能性があることを事前に伝え、地域から離れて総合病院で出産をすることを提案したが、妊婦本人が強く希望したため、大野病院での分娩《ぶんべん》となった。通常分娩では対応が難しくなり、帝王切開に移行、さらに胎盤が特殊な状態で子宮に癒着していたため、剥離《はくり》の際に出血のコントロールが効かず、胎児は無事に取り上げたうえで子宮摘出に踏み切ったが、母体は救命できずに死亡に至った。

県の賠償保険を支払うためには医師の過失の認定が必要であるとのことから、県庁の判断によって過失前提のレポートが作成された。家族から墓前で土下座を求められ、医師はそれにも応じたという。日々の診療に多忙な医師としては、救命できなかった残念な思いを残した状態のなかで、日々の診療を優先するため、自分のプライドを犠牲にしたうえでこのような対応をしたのであろう。その後も医師はその地域のたった1人の公立病院の産科医として地域を守っていた。

県警、検察は、過失前提のレポートの字づらを鵜呑《うの》みにし、懲罰的な意味も込めて、医師を逮捕、拘留した。

社会的な対応や支援は本来、管理者である病院長や福島県がするべきであるのに、全てを医師に押し付けた。医療行為にはリスクがつきものであるにもかかわらず、ただ好ましくない結果のみを理由に刑事事件化させたうえ、逃亡や証拠隠滅の可能性が全くないのに、逮捕、拘留したのである。これが、権力の濫用《らんよう》でなくてなんであろうか。

産科医師逮捕への抗議行動が私の原点

私は当時、いわき市医師会長と福島県医師会副会長をしていた。産科医師が逮捕された際、相馬医師会、双葉医師会、いわき市医師会の連名で、いち早く抗議の声明文を発表し、地域医療を預かる医師会として、地域医療を守る担い手を不当な理由で逮捕、拘留したことは地域医療に重大な悪影響を及ぼすことを主張した。検察、警察といった絶大な権力を持つ機関に対し、このような意見を表明することは勇気のいることであったが、逮捕、拘留されている医師の状況を思えば大きな問題ではなかった。

その後、この事件は全国の医療界全体を巻き込んでいくこととなる。当初こそ、医療界の関心は低かったものの、事の重大性が伝わるにしたがって、すべての医療人にとって他人ごとではなくなり、医師の立ち去り型地域医療崩壊が全国で顕在化した。

2年半後の平成20年8月、福島地方裁判所において医師は無罪となり、検察の控訴断念によって事件とされたものは終結したが、2年半の間、医療界を混乱に陥れた代償は大きかった。これを契機に医療現場でリスクの高い処置を取りやめたケース、何も好き好んで権力を乱用する福島県警、検察官がいる福島県でわざわざ医療を行う必要はあるまい、と福島県から立ち去った医療関係者、そして、リスクの高い産科・外科系領域から静かに離れていった医師がいなかったといえようか。

これまで日本医師会や地域医師会は、社会や報道機関が医療に対して誤った理解をしていたとしても、積極的に訂正を求めることはしなかった。医師会が行動せずとも、おのずと理解が得られるものと考えてきたのである。しかし、そうした考えを改める必要性があることに気づかされたのが、この事件であった。自律した医師職能団体として、間違っていることには「間違っている」と主張することが必要な時代が来たのである。

この事件をきっかけに私は、「職能団体である日本医師会を変えたければ、日本医師会のなかに飛び込め」といったアドバイスを福島県医師会や東北ブロックの医師会の先輩方からいただいた。

地元でも、旧水沢藩御典医末裔《まつえい》で福岡県久留米で医師として育まれた故阿部襄先生を含めた仲間たちが強く背中を押してくれた。かくして私は、日本医師会常任理事に立候補し、平成18年、当時の唐沢会長執行部で、日本医師会常任理事に選任されることとなったのである。

1－Ⅱ 医療先進国・日本と世界

世界に誇る日本の医療

日本の医療は国民全員を包括する皆保険制度によって「いつでも、だれでも、どこでも」比較的安い費用で医療を受けることができ、世界保健機関（WHO）からは世界一と評価されている。平均寿命の長さ、5歳未満死亡率の低さは世界トップクラスであり、良好な栄養状態、公衆衛生を背景として、医療制度が国民生活を支えている。さらに日本の総医療費の対GDP比は主要先進国のなかで極めて低く、コストも抑制されている。

私は日本医師会の国際担当理事として、世界各国の医療関係者と会う機会が多くあるが、彼らの日本の医療に対する評価は総じて高い。

一方で、日本の医療はこれまで、市場競争を絶対視する新自由主義者の攻勢を受け続けている。医療費抑制、窓口負担引き上げ、混合診療解禁の試み、病院経営への株式会社参

一人当たり医療費(ドル)(2012年)

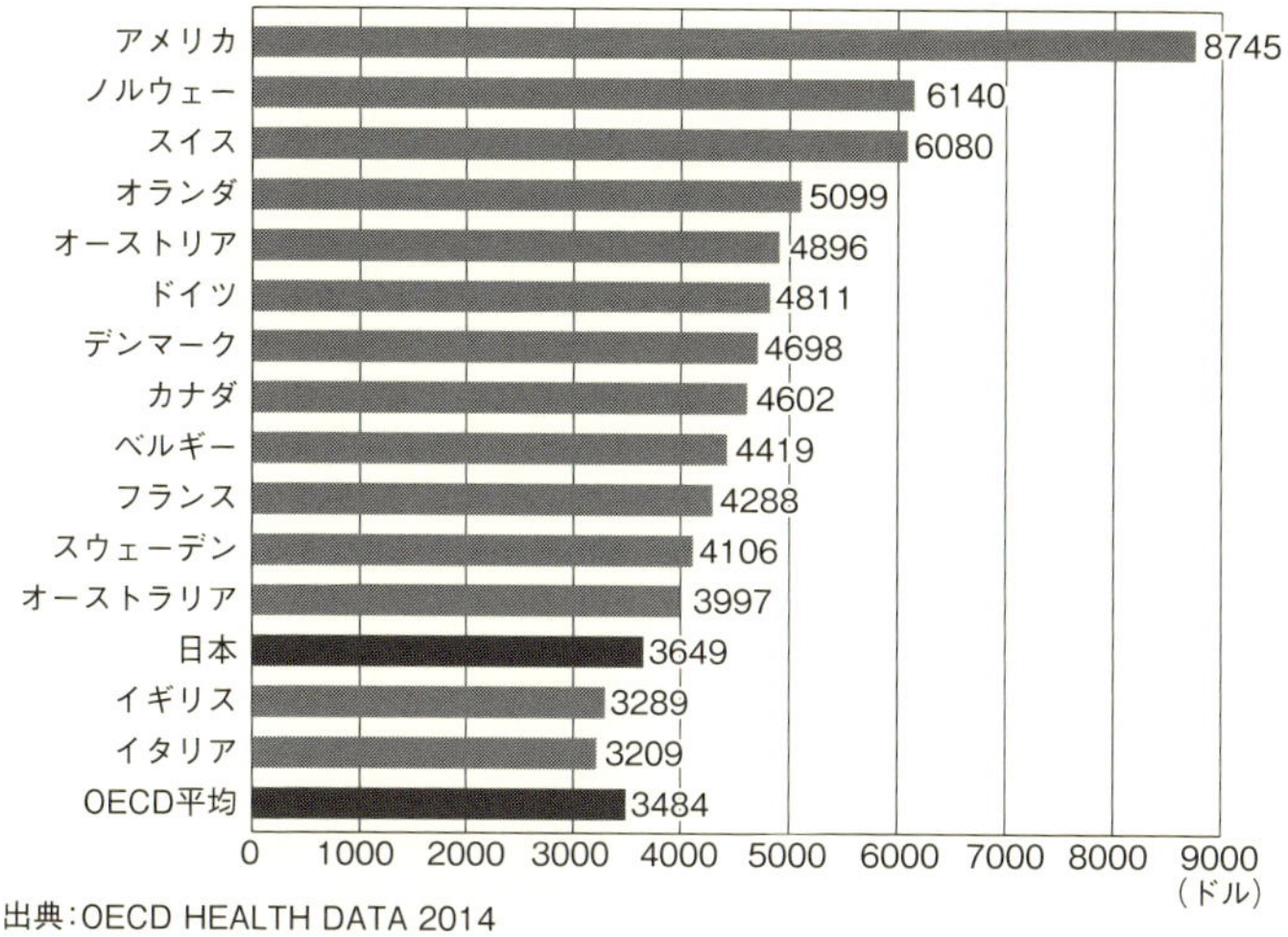

出典:OECD HEALTH DATA 2014
※オーストラリアの数値は2011年データ。

入提案など繰り返し提言され、何度もその実現に向けた論議の俎上《そじょう》に挙げられては、現在の国民主体の制度を危機にさらしている。

新自由主義者が手本としているのは米国の医療である。しかし、その米国の医療の状況をよく見てほしい。公的保険制度が不十分であり、民間医療保険が主体となっており、その運営者である民間保険会社は、割高の手数料、管理料を徴取している。低所得者、病気を持つ者は民間医療保険に加入することができないため、医療機関受診がままならない。医師も民間保険会社からさまざまな制約を課せられている。

米国の医師は治療のつど、医師免許を

持たない民間医療保険の事務員に、治療方針、薬物投与についてお伺いを立てねばならない。医師の診療における自由裁量権は大幅に制限されているのだ。米国は対GDPの医療費が高いにもかかわらず、健康水準は十分ではない。こうした現状は、国民にとっても、患者にとっても、医師にとっても不幸である。病気になった場合、受けられる医療の内容は財産次第、治療費がかさめば破産の可能性もあり、まさに地獄の沙汰《さた》も金次第、なのだ。GMなど大会社でも独自の保障制度の企業負担が経営を圧迫した例があるのだ。

オバマ大統領が任期の8年を費やして実現しようとしているいわゆるオバマ改革は、公約であった中間層向けの公的保険創設から、実際には公金を投入した民間保険の創設へと形を変え、しかもその適応範囲は加入者の経済的負担に応じてさまざまな限界が設けられたうえに、全国民層をカバーするには至らなかった。

医療制度を壊す新自由主義

私たち日本の医師は、臨床経験や所属する学会活動を通じて、専門性に関して研鑽《けんさん》を積んで、縦に深掘りしながら、日本医師会の生涯教育や地域医師会活動などさまざまな社会活動を通じて横の分野に視野を広げ、縦横のラインを交えながらそれぞれのラインを伸ばし、T字型の資質形成を図っている。そのことが、地域医療を含めたさまざまな社会の要求に応える道であると考えているゆえである。
その見識をもってすれば、たとえ医療制度が包括払い制度の全面導入や混合診療の全面解禁に至ってしまったとしても、私たち医師は見識をもって、以前と何ら変わることなく患者と向き合い、社会貢献を図ることは不可能ではないとさえ考えている。諸外国の医師会の方々との交流や日本の歴史を振り返るなかで、いかなる社会情勢であっても、いかなる医療制度であっても、医師は常に患者に真摯《しんし》に向かい合い、患者とともに歩むだろうと考える。

しかしながら日本医師会は、国民皆保険制度や地域医療を踏み台にして一方的な利益を得ようとするさまざまなアクションに反論し、これを払いのけることに精力を尽くしてきた。もし本当に日本の医療制度が大幅にビジネス優先に変わってしまったとしたら、現在のように保険証1つ持って来院して私たちの目の前に座ってくださる患者さんたちの声に真摯に耳を傾け、地域医療のなかでご近所の方々

医師の資質形成

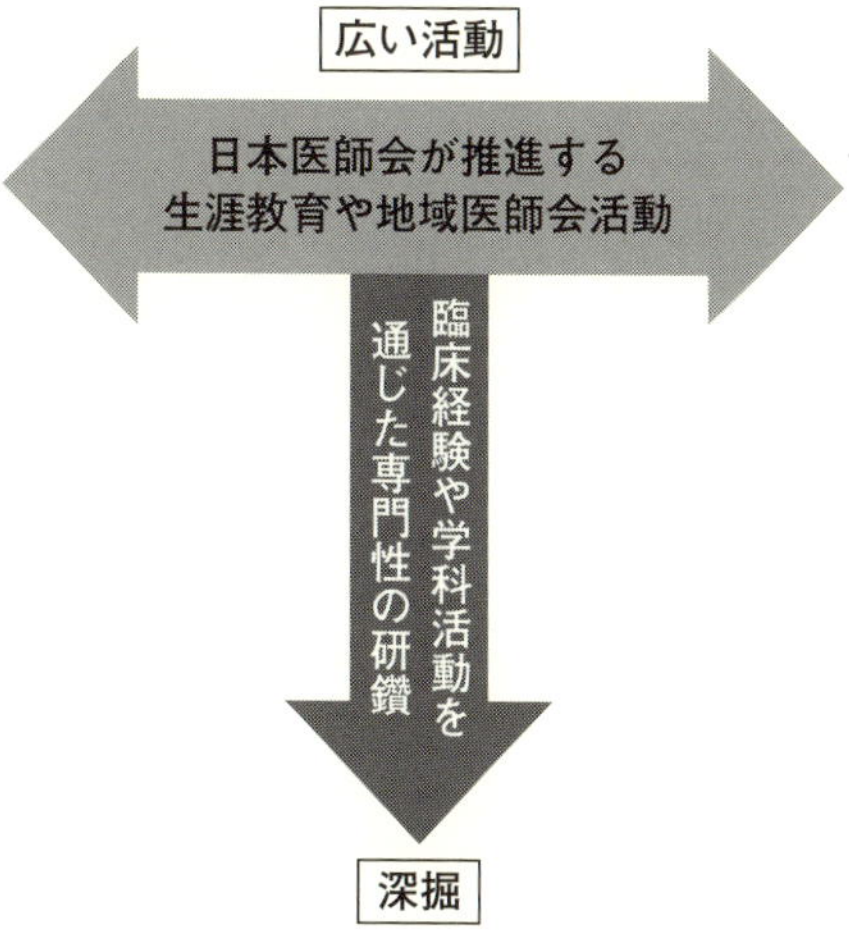

と長くて深い交流を結び、同じ時代をともに生きていく医療活動を維持することには、大きな困難がともなう。医療制度の大幅な変更は、地域社会の変節でもあり、患者さんや住民にとっての取り返しのつかない損失となる。そんな恐ろしい事態への推移を静観してしまえば、私たち日本の地域医療を守る立場の医師たちは、生涯にわたって激痛と喪失感をぬぐえないだろう。

医療も、激しく変動する時代に合わせて大胆に制度やマネジメントの変革を実現しなければ、持続可能性が失われてしまうおそれもある。そういう視座に立てば、本格的高齢化社会を迎えた今、財源論の行き詰まりが、各地域の病院間と診療所を含めた医療連携、そして多職種連携ネットワークの構築を歪《ゆが》めることになっていないだろうか。

策定期限を切り、病床削減を前提とする上から目線の地域医療構想も同様である。これまで見せられてきた枠のなかでの右往左往に終始して、次世代に善きシステムを伝えるどころか、私たち自身の近未来さえ危うくされてしまうことも危惧《きぐ》される。

今こそ、大事な時期なのだ。

日本医師会および日医総研の総力をもって、従来型の賛成反対の論議を超えた政策論や財源論を提言し、国民的合意を形成する、最後のチャンスと考えている。――しかし、いつものように私は先を急ぎすぎているようだ、もう少し落ち着いて稿を進めてみよう。

国民皆保険制度が地域医療の要

私の父・正は第2次世界大戦前に現在のいわき市に開業した。戦争中は軍医として応召し、その後、長いシベリア抑留から戻った後も、営々として地域医療に一生を捧《ささ》げ、それを誇りにしていた。

1961年に国民皆保険制度導入がされる前からの地域医療を知る父は、国民すべてが保険証を持つことができるようになった国民皆保険制度を誇りに感じ、この制度を大切に思っていた。その父が亡くなった後、診療所を受け継ぐ長兄たちとともに見た代金未収のカルテの入った段ボールの山は、今も鮮明にまぶたに焼き付いている。代金を支払えない患者さんからは、盆暮れの勘定でいくばくかの金子《きんす》を得たり、海産物や農作物などを頂戴《ちょうだい》しては有床診療所での給食に供する程度で、強いて未収金の回収は行わなかったため、膨大な未収のままのカルテが次回の診療に活用するためにと遺されたというわけである。

私たち兄弟姉妹は、父から受けた教育の支援を遺産代わりとして感謝し、遺産相続については考えることさえしなかった。私は後日、勤務医を辞めて病院を立ち上げてから、その相続放棄した診療所を、身体を悪くした兄の求めに応じて借入金ごと引き受けた。父親と親子2代のいわき市医師会長を拝命したのは単なる名誉職的な意味合いではなく、なおいっそう、地域医療活動に汗を流すことに喜びを見出す生き方を学ぶ機会であったのだと感じている。おそらく、このような例は日本中の、あらゆる地域で見られたに相違ない。これが、日本における地域医療の原風景なのである。

私の義父・柳徳三郎は、厚生省で岩手、鹿児島などの皆保険成立から医療保険行政に携わった。立場が違っても目的は同じ、不思議な縁といえるかもしれない。

現在の医療制度の継続を願う日本医師会の立場で考えれば、いかなる批判を受けようとも、医療分野に経済原理が幅を利かせる新自由主義を導入することには反対し続け、先人たちが築き上げた現在の医療制度の大枠は堅持する必要がある。現行の医療制度を時代に合わせ漸進的に改変し続けることで、社会的利益を最大化するべきであろう。

新自由主義的手法導入による経済効果を考えるよりも、むしろ、地域において生き、子を産み育て、後世を託して人生を終えていく暮らし方を基礎として、地方や都市部にも再生していくことが、20年を超えるデフレからの脱却と、望ましいキャリア形成を実現するための王道といえよう。つまり、医療や介護そして社会保障全般は、消費としてその原資の削減に血眼になる対象物とは根本的に違い、実体やその功罪すら見えない金融投資やマネーゲームの対象として取り崩したりするべきものでは全くないのだ。

社会保障は、人に対する投資、人としての社会活動を下支えするファンド、次の世代を育むための資金、支え合うコミュニティを再創造するための貴重な原資なのである。

次世代に受け渡す原資と制度として、その節度ある運営に資する制度論と合わせて、国民が納得できるような論議を重ね、政治や行政と幅広い連携を図ることが、世界で最も評価の高い国民皆保険制度を構築・維持してきた私たちの使命なのだと信じている。

世界共有の価値「プロフェッショナル・オートノミー」

世界医師会（WMA）は、第2次世界大戦後の1948年に創設された。日本医師会は、先の大戦について深甚な反省を表明したうえで、ドイツとともに1951年に加盟を認められた。この世界医師会への加入要件は、医師が個人の資格で入会していること、政府から独立して運営されていることであり、日本医師会はわが国の医師を代表する唯一の団体として認められている。

私は日本医師会の国際担当理事として、世界医師会副議長として、そして2015年からは財務担当役員として、さまざまな国を訪問し、さまざまな国の人々と時間を過ごしてきた。私のもう1つのライフワークである音楽の面でも、各国の音楽や芸術を愛する方々と国際的な交流をしてきた。挨拶《あいさつ》や会合といった表敬的なことのみならず、本音ベースのお付き合いもさせていただいてきた。国や地域によって、それぞれ異なる背景や事情があるものの、共有できる大きなベースがあることも実感している。何よりも私たち医師は、それぞれのフィールドでヒューマニズムを実践するという意味において、仲間なのだ。

私たち医師が〝世界で共有すべきもの〟は、たとえば「グローバルスタンダード」などといった単純な概念では表現しきれない。現場に即した泥臭いものであり、哲学的な素養も含んでいる。それは、若いときに読みこんだ一見無用にも見える知識や教養と複雑に交錯しながら、臨床を通じて医師の精神に深く根づくものであり、医師同士であれば、国境を超えて共感しうるものなのである。

地域医療を守るのが日本医師会の使命

世界から見た日本医師会の特徴として、地域医療の存立と密接にかかわってきている点が挙げられよう。１９６１年に成立した国民皆保険制度の実践のために、医師会は診療報酬改定を含む諸制度が変わるたびに会員向け説明会を開催し、その内容を会員に周知するとともに、全都道府県で社会保険と国民健康保険の審査委員会にかかわり、都道府県の医療審議会に参画することで、医療保険、医療保険制度の確立に協力してきた。

また、制度運営全般についても会員の意見を集約して新たな変革の方針を積極的に提案し、必要であれば政治や行政に対してものを申しながら、半世紀以上にわたって患者さん

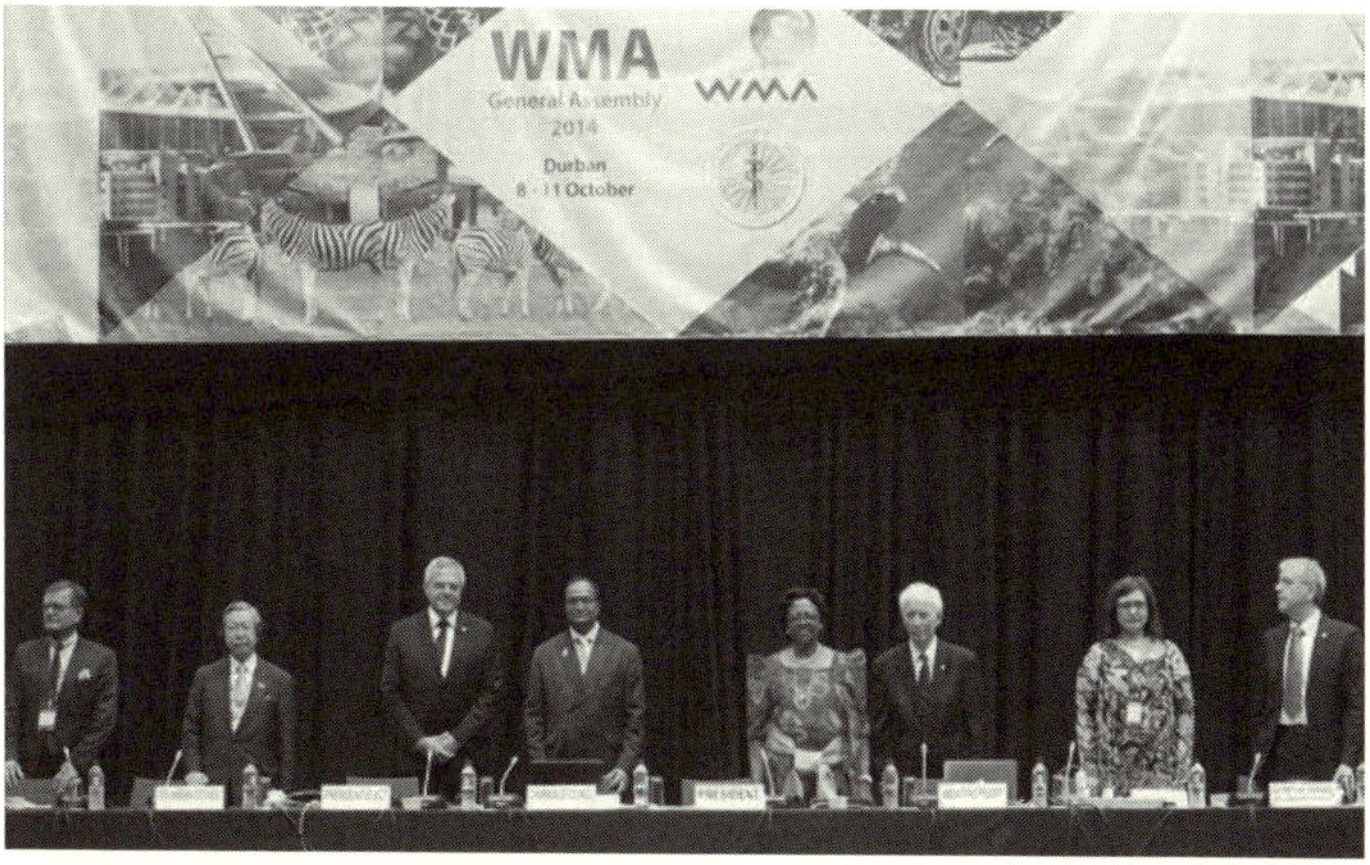

世界医師会の会議。左から2番目が筆者

のため、そして国民のために医療を守ってきている。

医療法において規定され、各都道府県が定めることとなっている医療計画においては、五疾病五事業に関する記載を行うことが義務づけられている。その中身は、5つの疾病（がん、脳卒中、急性心筋梗塞《こうそく》、糖尿病、精神疾患）と、5つの事業（救急医療、災害時における医療、へき地の医療、周産期医療、小児医療〈小児救急医療を含む〉）である。

私は日本医師会の救急担当の常任理事として、平成24年の第6次医療計画の改正にかかわった。私がこれまで深くかかわってきた救急全般、脳卒中、急性心筋梗塞、小児周産期に関する救急や災害医療について、日本医師会の常任理事の立場で見直しを求めた。

医療計画は地域医療そのものであり、これらの実践には日本医師会、地域医師会の協力が欠かせない。これには、私の地域での活動、いわき市や福島県医師会での経験が役立った。

医療保険対象外とされた自由診療としての予防接種や健診、疾病とはいえない通常分娩などの他に、労働災害（労災）保険や自動車賠償（自賠責）保険も、医療において一定の分量を占めている。この労災や自賠責の実践に当たっては、1961年の国民皆保険制度成立の同年中に、武見-大野合意（通称我々は『武見合意』と呼ぶ）によって労災が健保に準拠すると定められ、さらに自賠責が労災に準拠するとしていわゆる日医新基準を標準的なガイドラインとし、加えて、すべての都道府県を網羅した医師会担当者の入った協議会の運営などを通じて、自由診療とはいってもその極端なオーバーシュートを防ぐ活動をしてきたのだ。

「日本医師会は自分たちの利益のために、混合診療に絶対反対している」などといったレッテルを貼《は》られることがあるが、決してそのようなことはない。日本医師会は、何よりも患者さんがしっかりとした医療を受診できることと、受傷後の保証を第一に考えているのである。そして、医師会員全体で一定の基準を定め、予防接種、健診、通常分娩、労働災害、自賠責といった自由診療であっても、個人にとって過剰な負担とならないよう、制度の維持につとめている。日本医師会は、国民の利益を大切に考えている団体なのである。

2●医師の責任、医師会の責任

医師の責任とは何か――プロフェッショナル・オートノミー

世界医師会のマドリード宣言で、医師の「プロフェッショナル・オートノミー」の重要性が唱えられた。2008年および2009年、私は世界医師会における「WMAソウル宣言2008」と「WMAマドリッド宣言改訂版2009」を取りまとめる責任を与えられた。

「プロフェッショナル・オートノミー」、これはprofessional「専門」とautonomy「自律」という概念からなる言葉であるが、autonomyとは、カント哲学の『実践理性批判』のなかで中心的命題として取り上げられている。それを踏まえた職能としての医師としての自律的な職業規範がprofessional autonomyなのである。医師は、外部からの強制力を排除し医師自身の自律的な考えで患者と対応するのでなければ、必要な医療の提供を行うことができないのであり、人種・宗教・政治・経済的理由などから影響を受けることはギリシア時代の「ヒポクラテスの誓い」やその現代版としての「ＷＭＡジュネーブ宣言」において強く戒められている。

医師は職業的二面性つまり、勤務者としての職業と、医師という職能の2つを担っている。たとえば、病院で勤務する医師であれば、医師であると同時に雇用された従事者でもある。病院長であれば、医師であると同時に管理者や経営者でもある。研究分野で働く医師であれば、医師であると同時に研究者である。行政で働く医師であれば、医師であると同時に行政官でもある。多くの場合、医師という職能と、その社会的役割は矛盾しない。しかし、両者がぶつかり合うときに、優先されるべきは、職能としての医師であると私は考えている。

病院長であれば、経営継続のための利潤追求と、経費がかさむであろう治療の選択の間において思い悩むことがあるかもしれない。しかし、最後は医師という職能を優先し、利潤追求を犠牲にしてでも治療を第一に考える。病院で働く勤務医であれば、雇われた人、組織人としての制約、ルールがあるからといって、目の前の患者の治療に関して、組織人としての制約を優先させてはならない。行政で働く医師も、行政機関の職員として職務規定、職務命令はあるとしても、最後は医師としての判断、行動を優先させることを求められるのだ。

医療経営・医療行政を医師が行わなければならない理由

プロフェッショナル・オートノミーを突き詰めると、なぜ、医療法人の理事長が医師でなければならないのか、病院長が医師でなければならないのか、保健所長が医師でなければならないのか、厚生労働省の幹部が医師でなければならないのか、ということの理由が引き出される。これまで医療法人理事長や病院長は病院経営のプロがかかわるべきで、必ずしも医師でなくてもよいのではないか、といった意見も出されてきた。経営に無理解である医師が行うから、医療分野の効率化が進まない、といった批判もあった。組織の経営の観点からはもっともらしく聞こえる。

医療法人経営においては、利潤の追求と、それを妨げる治療を選択せざるをえないケースに直面する。そんなときは、どちらを優先すべきかを選択せざるをえないが、これは医療の内容を深く理解して患者さんの健康を守る医師としての判断なしにはできないだろう。

保健所長が医師である必要があるかどうかの議論もたびたび行われているが、たとえば感染症隔離やパンデミック（世界的大流行）発生時の対応優先順位をつけるなど侵襲性の高い公衆衛生行政を行う際には、行政組織運営上の判断のみならず、職能としての医師の見識が求められ、それらが相反する状況も発生しうる。その際、住民の健康や生命を守るためには、医師としての判断が優先されるべきなのだ。

日本医師会は、医療法人理事長や病院長が医師でなくてもよいのではないか、保健所長が医師でなくてもよいのではないか、といった議論が行われた際、一貫してその継続を主張してきている。

2009年7月、政治主導により、厚生労働省医政局長が医師である医系技官ではなく、法令事務官のポストとなった。それ以降、医政局長は医師が座ることのほうが少なくなっている。この点について、日本医師会以外の医療界からは、疑問が呈されることはない。

しかし本来医療行政は、侵襲性の高い医療行為の延長線そのものであり、プロフェッショナル・オートノミーの観点からも、医師が見識を持って医療行政を統括するべきなのである。人材がいないのであれば、医療界が育てなければならない。日本医師会常任理事として、医師免許を持たない法令事務官の医政局長とも一緒に仕事をしてきた。彼らの見識の高さ、能力の高さには疑問はない。ただし、医療の本質に関する政策議論の際、医療保健に対する現場感覚の違い、はっきりといえば、医療現場に対する冷たさを感じるときがないとはいえない。

政治によって分断された医療界

私たち医師——病院経営医師、開業医、勤務医、行政医師、研究医師などなど——が、それぞれの勤務上の立場ばかりを意識し、医師という共通の職能を十分に意識しなくなれば、お互いが連携することをやめ、それどころかお互いを攻め立てるような状態に陥ってしまう。ある政府高官が思わず漏らした本音があるという、「医者は医者同士でけんかをしてくれるから、医療政策を進めるうえではこれほど楽なことはない」と。

非常に残念なことながら、医療界は分断されている。私自身、研修医、勤務医、研究者であった時期があり、さらに今では診療所・病院経営者、病院団体、医師会の一員である。行政にも協力してきた。私のなかでは、それぞれの立場を意識することはあるが、「医師」としての共通項では一致しており、互いの関係性のなかでは矛盾はない。

医療界は外部の分断工作にも抗することなく、病院経営者、診療所経営者、勤務者、行政官、研究者といった職業以外に、共通項としての「医師」としての職能を大切にしなければならない。医師として互いを切磋琢磨《せっさたくま》しながら、生涯教育などを踏まえてあり方そのものを厳しく高めていくことが不可欠なのだ。それが、医師の職能集団として、社会への責任をしっかりと果たしていくことになるのだ、と私は考えている。

武見太郎元会長は「医師はプロフェッショナル・フリーダムだ」と頻繁に発言した。医師はいかなるものにも従属せず、みずからを律する職能である、といった意味ではプロフェッショナル・オートノミーの考えに通じるものがあるだろう。

医師法第一条には、

「医師は、医療及び保健指導を掌ることによって公衆衛生の向上及び増進に寄与し、もつて国民の健康な生活を確保するものとする」

と記載されている。つまり医師は、医療および保健を取りまとめる責任を有しているのである。目の前の患者のみならず、常に公衆衛生の向上に尽力し、国民のために働くことが求められている。医師は、医師となった瞬間から、24時間、365日、これらの努力義務を有する。すべての医師の共通目標として、医師法第1条に示されていることは重い。各医師は医師法1条の実践を国民と約束したからこそ、国から医師免許を与えられている。

私たち医師は、単なる組織人、勤め人ではないのである。

日本医師会、地域医師会の役割

医師会は日本医師会、47都道府県、そして郡市区医師会の3層構造である。医師会員はそれぞれに会費を納め、それぞれの会に属する。

プロフェッショナル・オートノミーは、医師の職能団体である日本医師会に対してもあてはめて考えなければならない。

政治、行政、司法が、医師のプロフェッショナル・オートノミーの観点から、誤った方向に進んでいるのであれば、医師会は職能団体として、国民に対して、その責務を果たさなければならない。

福島県立大野病院産科医師逮捕事件の際の抗議表明、新自由主義者による医療の営利化への反対、過度な医療費削減への警戒などは、これにあたるだろう。

医師会がプロフェッショナル・オートノミーを堅持するためには、みずからを厳しく律することが求められる。

武見太郎元会長は、1961年国民皆保険制度が成立した後、医師会員の関心が診療報酬ばかりに向かっていくであろうことに危惧《きぐ》の念を持ち、「(医師の3分の1は)欲張り村の村長さんだ」と嘆いたという。医師会は、健康、国民生活、公衆衛生、医療のすべてと向き合わなければならない組織である。だからこそ医師会は、責任から逃れることなく行動し、国民からの信頼を得て、医療界全体を統括しなければならないのだ。

医師は医師法第1条の規定により「医療及び保健指導を掌る」ことが求められている。つまり日本医師会、地域医師会にも、医師の職能団体として医療および保健を掌ることが求められているのである。医療政策、保健行政を推進するにあたっては、行政と協力し、必要なときには対立する提言をしながら、責任をもってより良い医療保健を推し進めなければならない。そうした重要な役割を、日本医師会、地域医師会は担っているのである。

3●国民皆保険制度が崩壊する日

医療費抑制政策の過ち

医療を含めた社会保障は、国民の元来持つ権利として提供されるべきものであるのか、それとも国民経済の活動の範囲内で提供されるべきものであるのか、これは社会保障に関する息の長いテーマとなっている。

医療費の増大は財政、保険者に負荷をかける。1980年代に「医療費亡国論」が唱えられ、医療費の増大が問題視されはじめた。医療提供体制の拡充が医療費増の原因となっているように考えられたことから、当時の政府は医学部定員数の削減を提案した。医療界も医師同士の過当競争をおそれる観点から医学部定員数の削減を認めた。医療提供資源が乏しい地域では医療費は少ない。医療提供体制を拡充すれば、医療総額は大きくなる。適切な医療という議論を避けて、盲目的な医療提供体制の抑制が図られることとな

国民医療費・対国内総生産及び対国民所得比率の年次推移

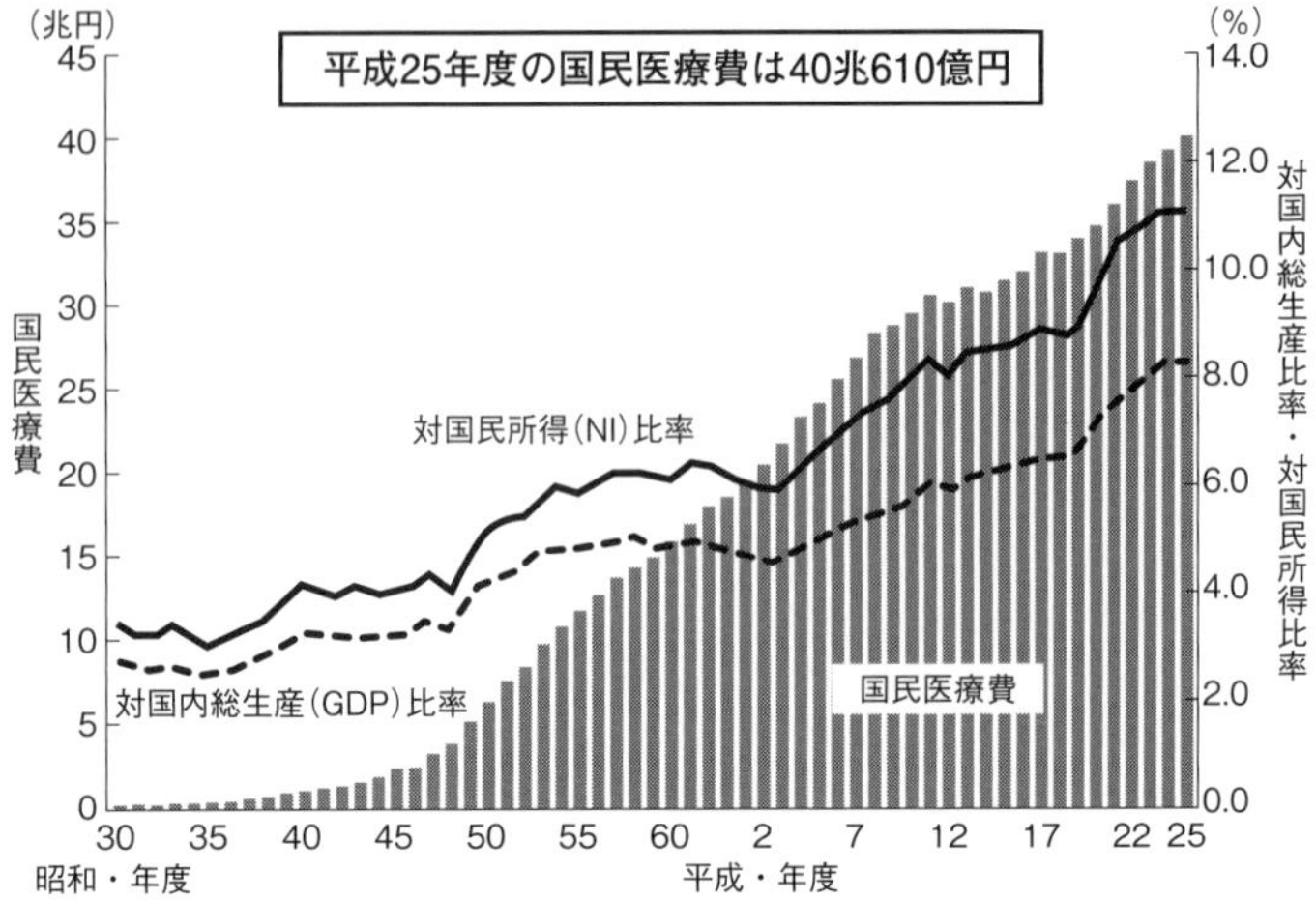

出所：厚生労働省統計情報部「国民医療費の概況」

った。

１９８３年以降、国民医療費は年率で約５％の上昇率に抑えられ、公費の割合も１９９０年代までに約30％にまで低下した。その後、さらに、病床数を規制する政策が打たれ、増加率はさらに下がって医療費は抑制され、年に１～２％にとどまった。医療の潜在的な需要は増大しているにもかかわらず、医療費抑制策により供給体制の整備が遅れ現場の医療関係者がその負荷をかぶる形で、問題は潜在化して進行した。

こうした政策の結果は医師の偏在・不足、医療従事者の労働環境の悪化、国民の医療へのアクセス悪化、医療の質の低下などを招き、その後、爆発的に問題が顕在化した。

現実の問題を言葉ですり替えたメディアの悪意

一例を挙げよう。2006年8月、奈良県の医療機関で分娩中に脳出血により意識不明に陥った32歳の妊婦が、18病院から「満床」などを理由に受け入れを断られ続け、6時間後に大阪府内の医療機関に搬送され出産したものの、妊婦はその後死亡、といった不幸な事例が発生した。当初この問題は、大きくメディアにおいて取り上げられ、受け入れを断った医療機関、搬送業務に当たった消防機関に相当な批判が集まった。

「たらいまわし」——報道機関はこの悪意に満ちた言葉を多用した。この「たらいまわし」という言葉の意味だが、そもそもは、仰向けに寝て足などでたらいを回す曲芸をさすらしい。これは、医療人に対して大変失礼な言葉である。

私は日本医師会救急・災害医療担当理事として、「たらいまわし」という表現を断固として拒否、ことあるごとに報道機関には修正を求めてきた。

救急患者の受け入れを断った医療現場が悪いわけではない。長年の医療費抑制政策が、広範な地域全体の医療機関を、患者さんを受け入れることができずに断らざるをえない状況に追い込んだのだ。医療費抑制策が、ついには救急搬送患者の受け入れ不能をもたらし、患者さんの命を奪ったのである。

「たらいまわし」という悪意のある表現は、心ある医療関係者を傷つけ、その心を折った。これが遠因となって、救急や産科医療現場から静かに立ち去った者もいた。その後、現場取材を重ねるなかで報道機関も、医療現場が相当程度に疲弊していることに気づき、「たらいまわし」の表現は、使われなくなりつつある。その後、診療報酬改定の改定率はわずかにプラスとなり、医学部の定員数も2010年より増加に転じた。

驚くべき官僚と政治の劣化

しかし、直近の介護報酬改定は連続切り下げとなり、医療保険のほうでも2014年と2016年診療報酬改定は連続して総額で切り下げ圧縮となった。社会保障、特に医療の自然増分を切り下げるという方策が何をもたらしたのかという教訓を忘れ、同じような政策を押し付けて平然としている官僚と政治の劣化には驚くばかりである。

日本の国土全体をカバーして、日本国民の健康と生命を支える制度に関しては、医療者側にも絶えざる自己変革と、時代に追いつく制度改革の必要のあることは理解している。しかし医療保険制度の変革には、都市型からへき地、離島までを支える地域医療の多様なあり方を、それぞれの存続を図りながら調整していく必要があり、目標を定めたうえでも一定の時間を待つ度量が必要になる。

診療報酬改定率の推移

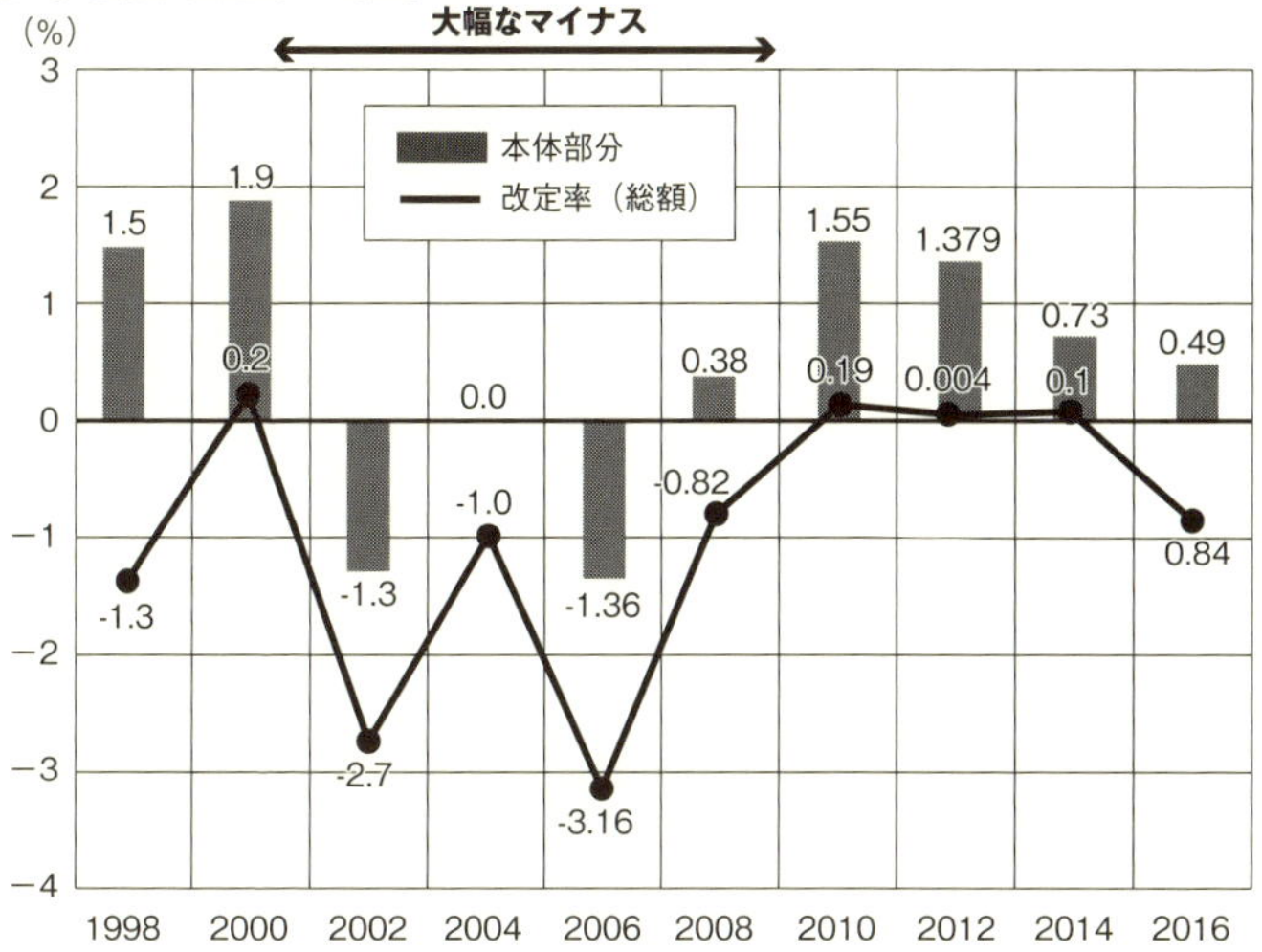

国民の給与を上昇してデフレ基調から脱却すると唱えながら、労働集約型産業である医療介護の分野の総量規制を導入するというのは、基本的な論理矛盾がある。現政権の目指す方向をも揺るがすおそれがあるのだと、なぜ気がつかないのだろう。

社会保障制度を信頼できないからこそ、国民や企業は、目の前の消費を抑えて貯蓄や内部留保などに走るのだ。そうした心理効果の悪影響にも、思い至らないのだろうか。

現場を見ないで机上の空論を弄《ろう》する部局での政策立案が、現政権によるデフレ脱却の好機の芽を摘み、日本経済の活性化に水をさすことにすらなりかねない。

協会けんぽと健保組合の保険料率の推移

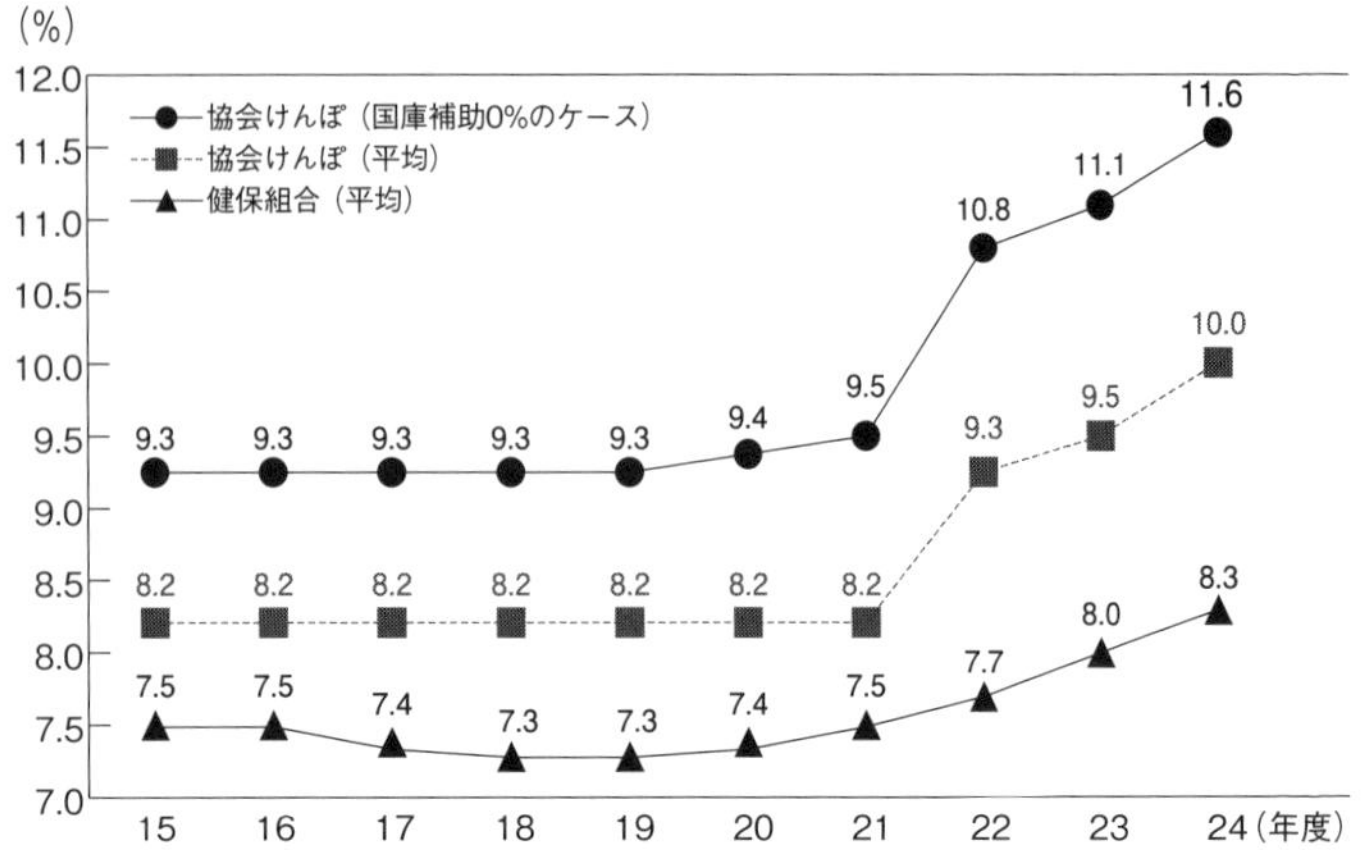

※健康保険組合の保険料率（調整保険料率含む）は、「組合決算概況報告」「23年度保険組合決算見込」、「24年度健康保険組合の予算早割集計」による。

こうした政策がやがて救急現場などに悪影響を及ぼし、国民に思いも寄らないしわ寄せが及ぶのではないかと、私は深刻に危惧しているのである。

財源を確保しなければ皆保険は失われる

これまで日本医師会は、医療費総額については強い関心を持ち続けてきた。診療報酬改定前には、改定率の増を政府、政界に強く要望してきた。医療費の財源は保険料、公費（税）、自己負担から構成される。医療界は自己負担、特に外来受診の窓口負担などについては強い関心を持っているものの（保険料、公費部分について意見を表現することはあるものの）、しかしながら財源・保険料の確保は財務省、厚生労働省に任せるままにしがちであった。医療費の伸びが、経済活動の成長を上回り、十分な保険財源の確保が難しいといわれている。保険料については、年々、保険料率が上昇しているものの、保険者の財政状況は悪化しており、解散に追い込まれる健康保険組合も発生している。

税財源である公費の投入割合が上昇し、今や公費が医療費全体の4割にも達している。財務省は財政状況をこれ以上、悪化させないために、税が財源となっている公費負担の増加を警戒している。確かに日本の債務残高の状況は大変厳しい。一方で、財政再建の名のもと、必要な社会保障への支出を怠り、貧困が蔓延《まんえん》し、協同意識が失われ、国民が不幸になり、さらに少子化が進んだ先には国家の滅亡が待っている。国家財政と国家存続が天秤《てんびん》にかかる際には、優先すべきは国家存続である。

医療人も、医療費総額ばかりでなく、医療費財源についても関心を持ち、知恵

国民医療費の財源構成

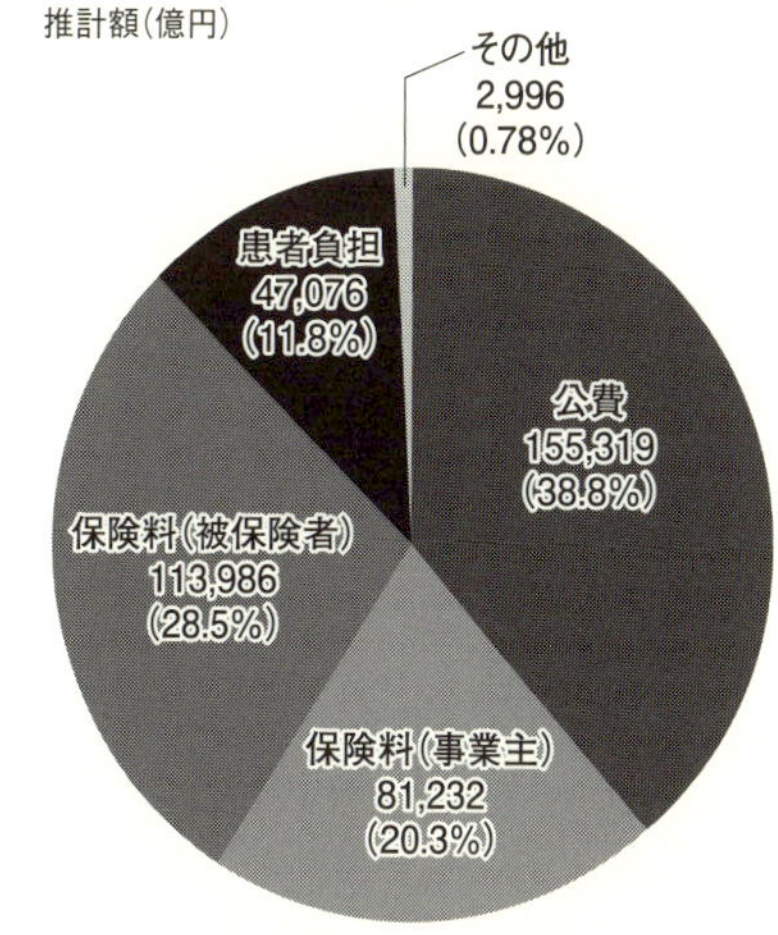

出所：厚生労働省「平成25年度　国民医療費の概況」

債務残高の国際比較（対GDP比）

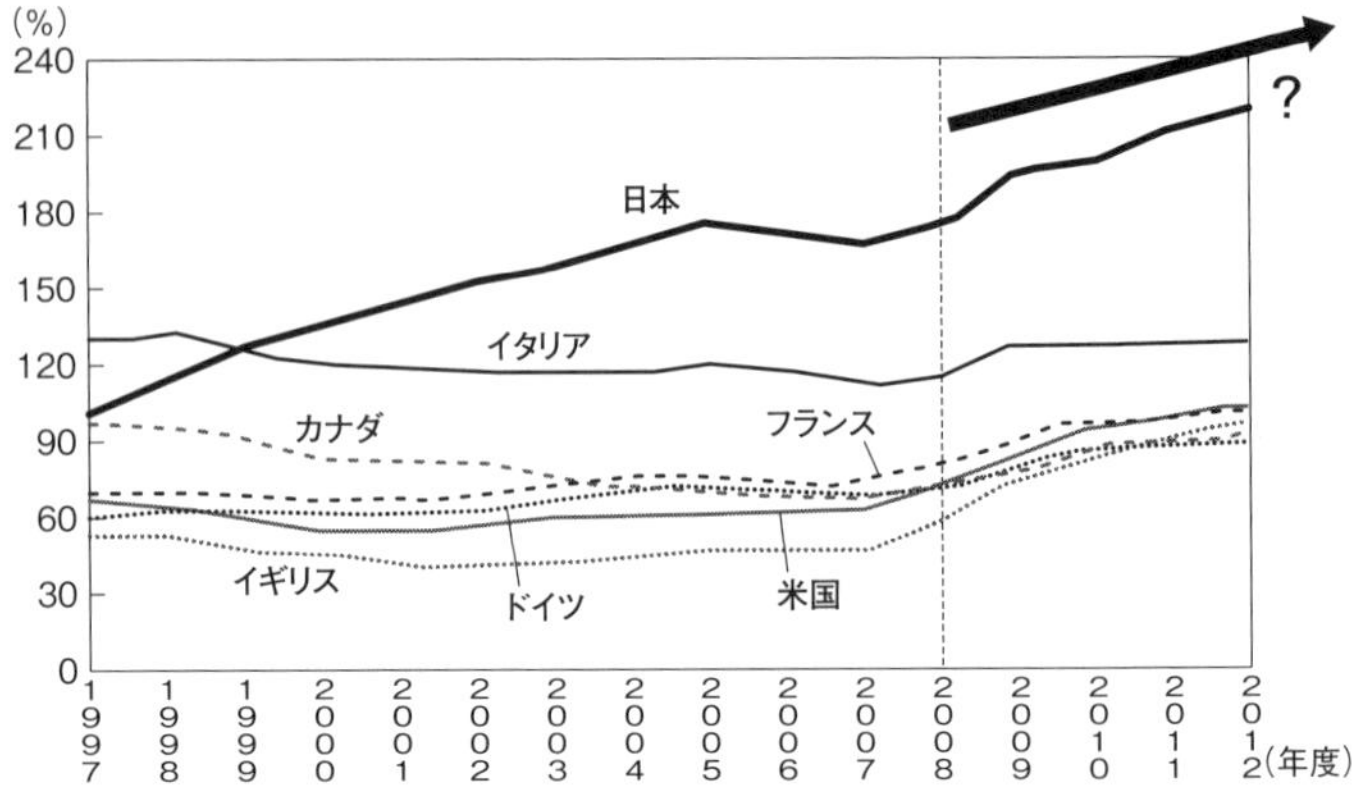

出所：OECD“Economic Outlook 90”

（注）　国際比較のため、債務残高の値は国民経済計算の体系（SNA）に基づく一般政府ベースのものを使用しており、国および地方の長期債務残高（利払・償還財源が主として税財源により賄われる長期債務）とは値が異なる。

を出さねばならない。医療人が関心を持たなければ、医療人の知らないところで、財源確保が困難となり、医療費総額が切り詰められてしまう。このままでは、保険診療の範囲の縮小や診療報酬切り下げが発生し、サービス残業や時間外対応の増、給与カットが求められる時代も、近いうちに到来するかもしれない。

私は原点に立ちかえり、医療財源を考え直す時期に来ていると考えている。負担をしている国民自身を巻き込んだ議論が必要であり、日々、医療を提供している医療人自身が、目の前の患者さんである国民に問うていかねばならない。それをしなければ、ある日突然、財源不足で理由もなく国民皆保険が縮小されて、患

一般会計における歳出・歳入の状況

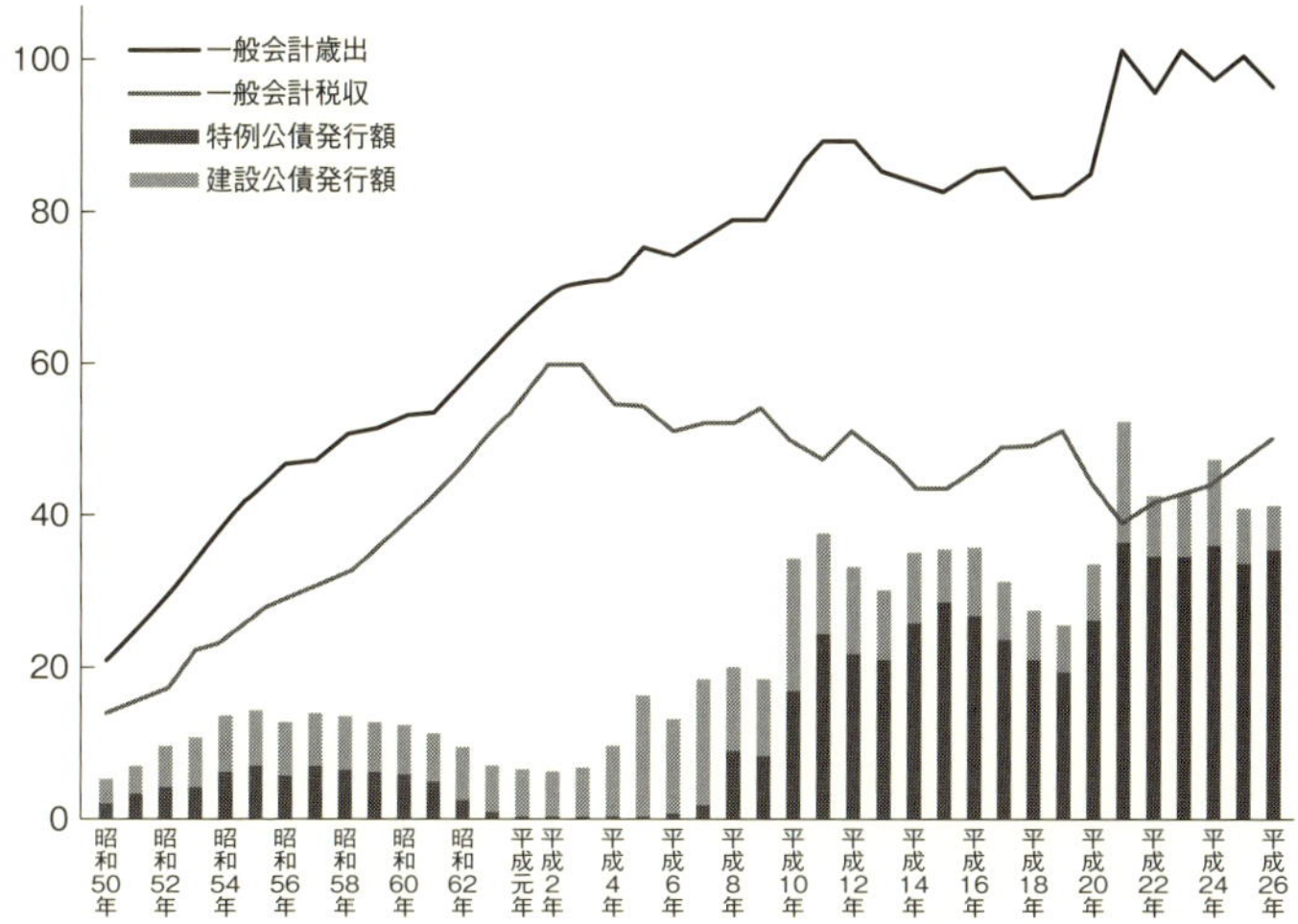

者さんを目の前にしながら、患者の財布を気にしなければ治療ができなくなる時代が来るかもしれないのだ。私たちは国民と一緒に、医療費のみならず、介護保険、小児慢性疾患や難病対策、そして障害者政策を含めた社会保障費全般に関心を持たなければならない。そして、持続可能性を保持して国民から愛される制度として運営する必要がある。

求められる「産業としての医療」という視点

医療介護分野を「産業」と仮定して、いくつかの財源論を検討してみよう。

人間は年齢を重ねれば重ねるほど身体に不具合が発生するので、医療・介護のお世話になる割合が増えてくる。つまり、団塊の世代が高齢者になりつつある今、高齢者の絶対数は大幅に増大することが予想され、今後、医療・介護の需要はますます増加していく。

人口減少社会では、社会全体の需要は減少していく。現在、日本経済全体でみれば、供給過剰が国内外で課題となっており、経済学の分野でもパラダイムシフトの必要性がうたわれている。ところが医療介護分野は、他の産業とは全く異なり、需要が供給を上回っており、今後も上回ることが予想されている。医療介護は、今後の日本において、特にローカル部分では中心的に日本経済をけん引する分野なのである。

その運営経費の内訳を見れば、おおむね50％、もしくはそれ以上が人件費であるから、これが給与として職員の手に渡れば、食料や衣類などを含めた生活を支える需要のベースを形成し、地域経済に寄与することになる。

2014年の国民総生産は482兆円であるが、国民医療費は8％の40兆円である。介護給付費は約2％の9兆円。医療・介護分野の経済波及効果は大きい。全産業平均の総波及効果は4・14倍であるのに対し、医療分野は4・36倍である。公共事業は4・15倍といわれており、それを上回り、介護分野はさらに高く、4・41倍である。医療、介護分野の経済波及が現在の日本経済の一翼を支えているといってもよいくらいなのである。

医療機関の費用構造

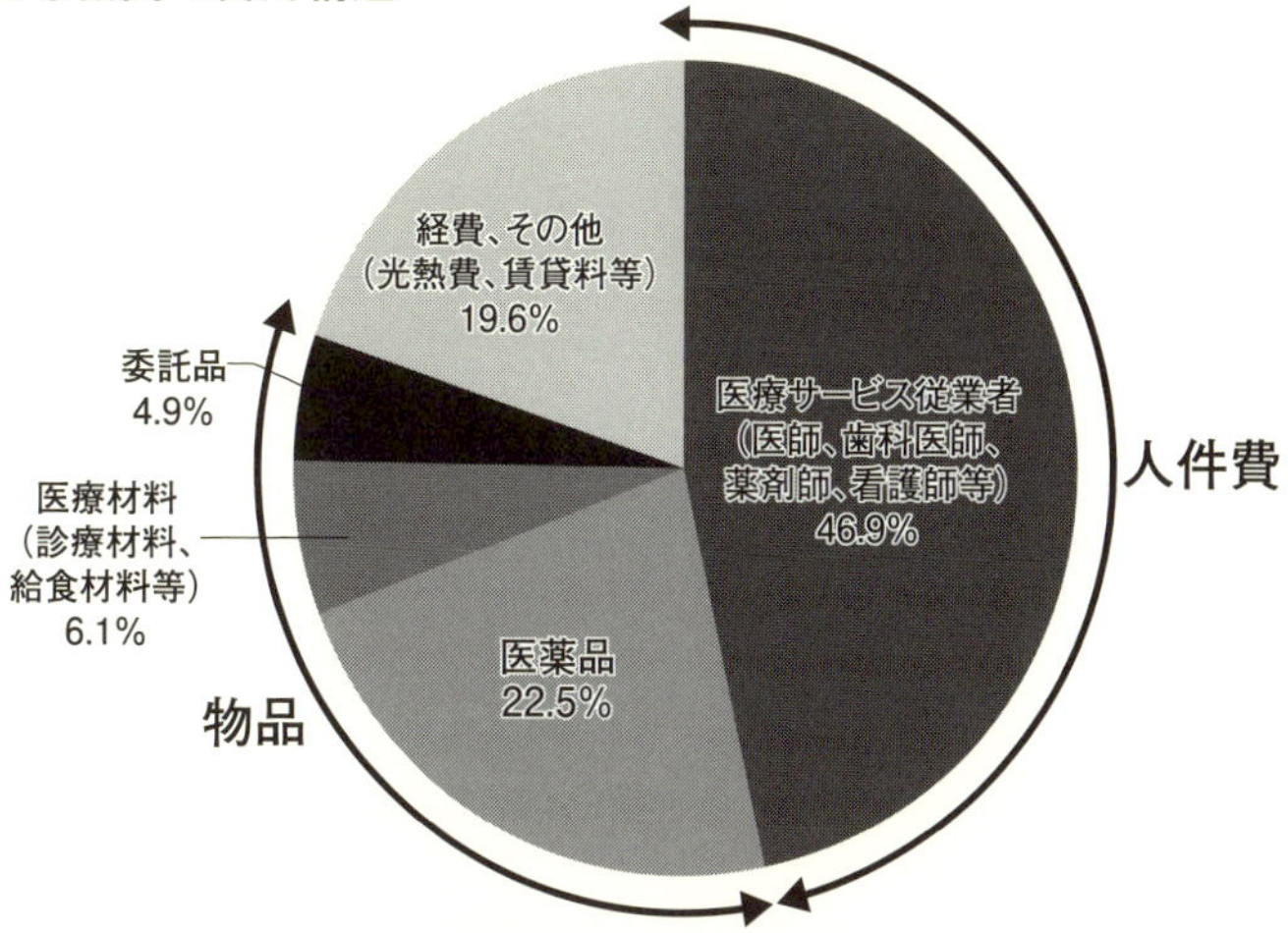

(注)平成25年度医療経済実態調査結果等に基づき推計

社会保障分野の総波及効果

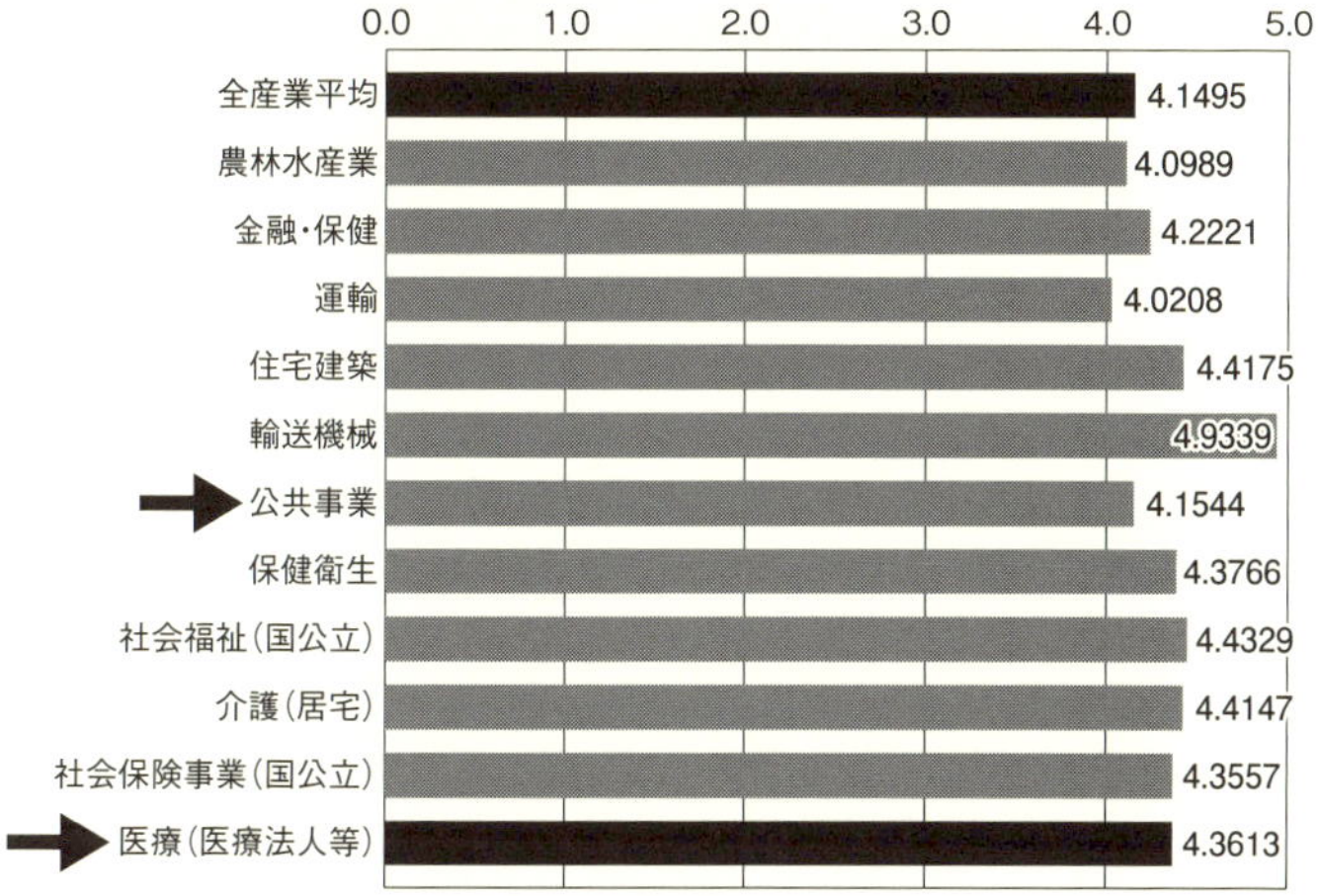

出所:財団法人医療経済研究・社会保険福祉協会医療経済研究機構「医療と介護・福祉の産業連関に関する分析研究」(2010年より)

雇用の観点からみても、日本の全就業者6479万人のうち、医療福祉の就業者は798万人であり、全体の12・5%を占める。小売り卸売、製造業に次いで3番目の雇用元となっている。

万が一、医療費、介護費を削減することがあれば、日本経済、雇用に多大な悪影響を及ぼす。これだけの経済的なインパクトがあるにもかかわらず、日本医師会が全産業に占める医療・介護従事者の規模、日本経済への貢献について十分に論じてこなかった点には反省が必要であろう。私は、日本の産業を代表する一員として、日本医師会が経済団体活動へ参画し、日本経済発展のために提言を行ってはどうかと考えている。

社会保障費はコストではなく共有財

医療介護分野における支出は、コストと捉《とら》えられてしまいがちである。おそらく、財源が公費、保険料、自己負担といずれも徴収された費用で成り立っていることから、国民に負担意識を感じさせてしまうのであろう。

理解を難しくしている要因は、経済波及効果の高い医療分野への投入資金の原資が、財政状況の厳しい税金と、国民と企業にとって負担感の強い保険料である点であろう。

また、後世に負担を強いる国債を発行してまで、医療分野にお金を投入しても元が取れるのか——という疑問も、大きいに違いない。

国民皆保険制度は、国民にとって今後の日本を支える共有財であることを示していくことが重要である。

国民皆保険がなければ、米国のように医療費が高額となり、国民生活を圧迫することとなることを改めてきちんと国民に示さねばならない。

現在の医療・介護は非常に低コストで質の高いサービスを受けることができていることを国民に理解していただくことが必要であり、財源確保の問題があるものの、規模を拡大すればするほど、日本経済が発展することを理解してもらう必要がある。

こうした医療経済の仕組みを説明せずに、政府が単なる医療費削減を目指すのであれば、それに抗うためには、日本医師会が医療経済の実態を紐解《ひもと》き、国民に説明していかなければならない。

医療制度は、国民にとっても有効な公共財なのだ。今後の日本のためにも、決して失うわけにはいかないのである。

企業の内部留保を財源に活用

現在、企業の内部留保額が増大していることが話題となっている。

企業内　内部留保額の推移

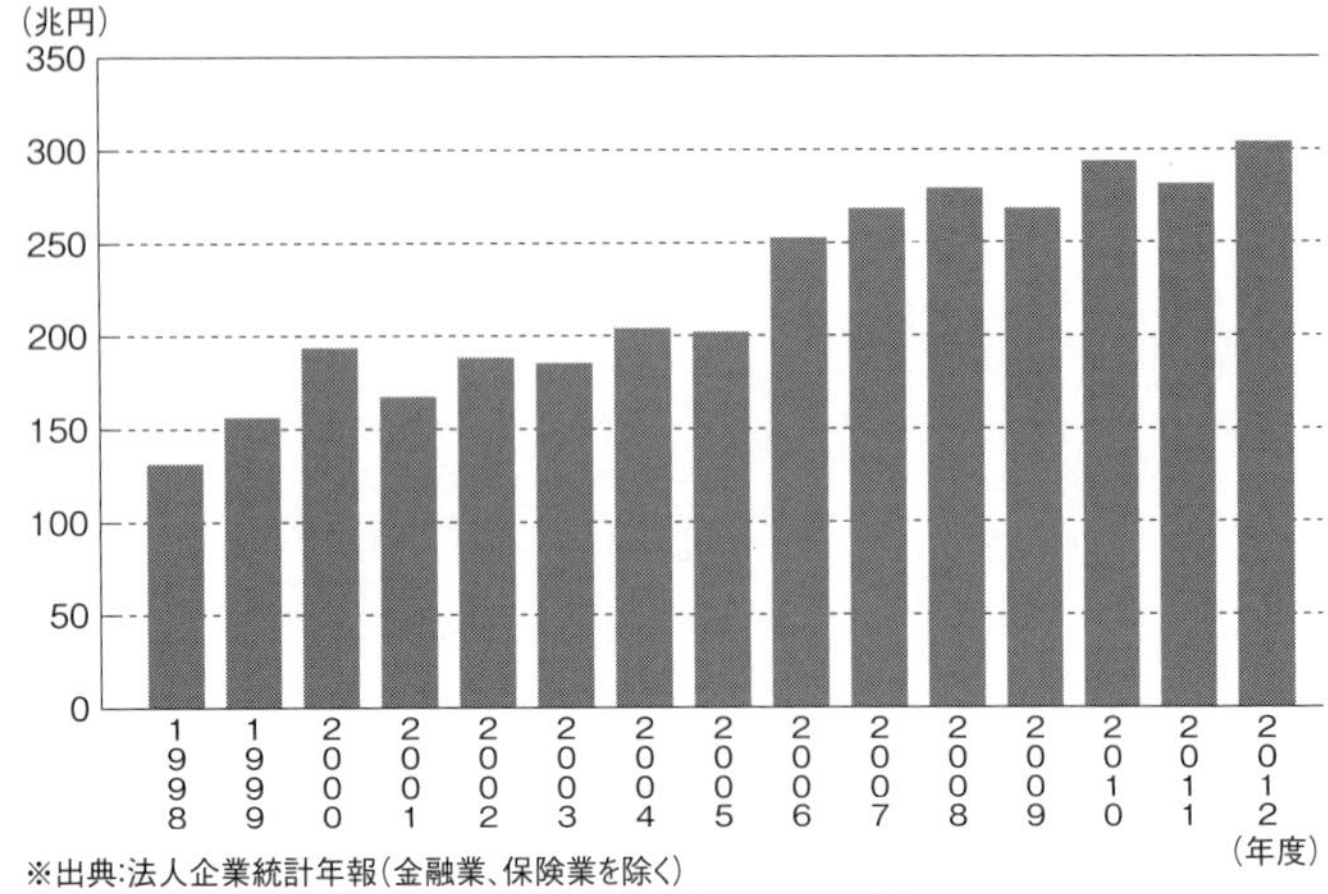

※出典:法人企業統計年報(金融業、保険業を除く)
※内部留保(利益剰余金)=利益準備金+積立金+繰越利益剰余金

景気対策で企業に減税、公費の投入など、さまざまな優遇策が打たれてはいるが、企業は得た利益を社会に還元しておらず、企業内に貯め込んでいる。

企業はもちろん、賃金、諸経費、税の支払いを終えたうえで内部に留保しているのだから間違ったことをしているわけではない。しかし、内部留保とは、本来は株主のものであるから、株主に還元すればそれだけでも経済波及効果が見込めるだろうがそれも行わない。将来投資の原資ということになるだろうが、内部留保のままでは、社会全体に及ぼす経済波及効果は限定的であるし、企業内内部留保が積みあがっていくばかりというのは不健全でもある。その分を医療、介護に回せば、私どもは企業以上に有効に活用できるし、結果として経済波及効果も見込める。

きちんと従業員に給与として支払うか、株主に還元するか、投資をしないのであれば、企業への課税体系を見直すなどして、社会保障財源とし、社会のために、特に医療のために活用する方策があってもよいのではないか。

外国人のための医療保険制度の創設

日本の医療のセーフティネットではすでに、外国人旅行者や、その他の方々を受け容れている。今後、年間3000万人以上の観光客受け入れを目指すのであれば、インバウンド効果のなかに医療サービス利用に対する一定額の負担をあらかじめ徴収し、そのうえでの国民皆保険制度の利活用を受け入れてはどうだろうか。先に論じたように、健康保険に準拠することを確約してその点数表の2倍程度を基準値とすれば、医療を目的としたツーリズムをも包括して、新たな財源のもとでの医療活動のプラットフォームを確保することができるのだ。

このような次のステップとして、海外の方々を対象に、2種類の健康保険制度を整備することを提案したい。

1つは日本への旅行者のための健康保険である。こちらはすでに民間の海外旅行保険もつくられているが、そもそも日本における医療資源は長年、日本人が公私に渡り、投資してきた医療資源がベースである。その資源を使い、民間保険会社などが別枠で過大な利潤を求めることは、フェアではない。また、訪日観光客の3割が、旅行保険に未加入であり、医療受診にあたってはすでに未払いの問題が医療現場で発生している。そこで、日本に滞在する旅行者に対して、この旅行者のための健康保険の加入を義務づけることを提案したい。同じ自由診療枠でも労災保険のようにすべてが公的保険によるものか、自賠責保険のように公的な強制保険と民間主体の任意保険との組み合わせとするか、または利潤追求を抑制する歯止めをかけた民間保険にするかは、今後の論議によって決定されるべきだろう。

当然、保険者運営の関連経費は国民皆保険制度に準拠して最小限に抑え、医療機関に支払う診療費は健康保険に準拠しながら自由診療枠として、たとえば外国人向けの2倍程度の点数換算を行い必要な経費も確保して、外国人にとっても魅力的な保険料を設定することを提案する。これはたとえば、関西空港におけるりんくう総合医療センターで円滑に運営されている方式と矛盾しないものである。

さらにもう1つは、海外に住む外国人のための健康保険である。月々、一定の保険料を一定の期間以上、支払ってもらうことで日本の医療へのアクセスを認めるのである。また、海外の医療機関を受診した際は、疾患に応じて日本で支給される医療費と同等の金額を給付する。現に日本の健康保険も、海外の医療機関を受診した際、日本の健康保険の給付に準じた金額が給付されることになっている。

こちらは保険者の運営であるが、民間ベースで立ち上げてもよいだろうし、海外で医療保険を提供している日系の保険会社が担ってもよいと思う。場合によっては日本医師会が運営にかかわってもよいかもしれない。保険者運営の関連経費を最小限に抑え、外国人にとって魅力的な保険料を設定することにより、海外の保険会社と十分に戦えるだろう。

日医と民間企業連携の第2医療保険制度

現在、日本では外資系の保険会社を中心に、「がん保険」の売出しが盛んに行われている。リスクが過剰に表現されているパンフレットも見受けられる。2人に1人ががんになる、入院や通院をするなかで、保険で認められていない先進医療や選定療養を受けようとすると数百万円がかかることから、高額な医療費を支払えなくなる可能性や、仕事を続けられなくなる可能性があることを例示し、がん保険に入ると安心であると説明している。

がん保険は日本に特有の生命保険である。日本人の不安に訴えかけて、給付に見合わない保険料設定をしているように感じる。結論からいえば、がん保険には加入する必要はないし、その分を貯金すれば、がんが発症するころには一定金額が貯まっている可能性が高い。

制度面でいえば、日本には高額療養費制度があるため、所得に応じて医療費の支払い限度額が設定されている。また、医療保険が適応されない先進医療については、がん患者のうち、重粒子線治療などの先進医療が適応となるのはごく一部である。さらにがん保険にはさまざまな条件があることから、がんの診断を受けたとしても、必ずしも支払いがなされるわけではない。そして何よりも、保険会社の取り分である手数料が高く、数十パーセントが保険会社の利益となる。リターンの少ない保険にお金を費やすことは経済合理性に合わない。

そこで、日本医師会が、日系の民間保険会社と連携のうえ、上乗せの制度として新たな医療保険制度を創設することを提案したい。この保険は貯蓄型の保険である。

この保険はがん保険のように対象疾患を絞ることはなく、経済的に負担のかかる疾患を対象とする。がんや難病など、経済的、精神的に負担の大きいことが予想される疾患をあらかじめリスト化しておき、その疾患の診断を受けた際は、診断給付金が支払われるようにする。さらに疾患の種類に関係なく、入院した際は、その間、入院給付金が支払われ、手術をした際は手術給付金が支払われる。また、医学的に先進医療による治療が必要とされた際には、先進医療給付金が支払われる。

将来の不安から、高齢者を中心に一定金額の金融資産を保有しているが、この貯蓄型保険を資産運用先の1つとして選んでもらえるだろう。銀行に預金するよりも魅力的なリターンを提示し、さらに従来の生命保険以上の税制優遇を行うことで、金融資産の多くをこちらの保険に導く。この保険金の運用先であるが、医療、保健、福祉分野とし、特に医療機関や介護施設の設備投資などに対して低利で融資を行う。

この保険制度は、保険を掛ける立場、給付を受ける立場からみれば、がん保険の拡大版であるが、医療提供側からすれば、提供体制拡充の原資となる。

この貯蓄型医療保険は、社会保障分野の財源確保の一助となるであろう。

これらの試案は一つの事例でしかない。私や私の仲間の頭のなかには、今回示した財源確保策以外のアイディアもある。これですべてが解決するわけではないが、このような議論が政府および医療界がともに膠着《こうちゃく》化した財源論から抜け出す契機となることを強く願っている。

4-1 医療による社会変革の可能性

医療改革で日本が元気になる

日本の社会は現在、少子化、高齢化、人口減少、社会保障費増大、経済停滞、財政状況悪化、貧困の連鎖、教育レベルの低下、政治不信といった根深い問題が山積していている。どの問題から手を付けてよいのかわからないくらい、1つ1つの問題は複雑に絡み合っている。難しいが、それでも私たちは解決の糸口を見つけなければならない。

医療現場において、助かる見込みのないと思われている患者が、1つの治療がきっかけとして、劇的に回復することがある。人間の身体に自己回復力があるように、日本の社会におけるさまざまな問題も1つの取り組みがきっかけとなって、好転するかもしれないのだ。

私は臨床医として、病院経営者として、医師会の役員として医療に長くかかわってきた。

最近の仕事は医療のみならず、社会保障、日本経済、国際関係についても対応が求められている。医療における取り組みの視点から診断して、日本全体を良くしたいと考えている。

救急医療においては、私たちプロの医師や地域社会で住民にいっそう近い救急救命士の関与は必須なことなのだが、同じくらい大切なのが急病に陥った人のそばにいるバイスタンダーの行動なのだ。急患の場合、循環や呼吸の管理がすぐになされれば助けられる命がある。救急蘇生《そせい》法の習得や、心臓の除細動器の普及は、そのために必要なのだ。

つまり、医療は社会保障の一部として、お互いが助け合うというコミュニティ意識を高める基本的性質を持っている。WMAジュネーブ宣言やヒポクラテスの誓いにあるように、医師は経済的状態や社会的地位、そして宗教・政治のいかんにかかわらず人道主義に基づいた医療実践する職業倫理を持っている。それに加えて、自助・公助・共助によって運営される社会保障は、全般に広く社会の安定に寄与するものであるから、単に弱者に対する税などによる不公平調整の手段というだけにとどまらない。

経済活動の面から見ても、不安定な社会における富の偏在はいっそうの社会不安を煽《あお》る。たとえば、大正年間の打ち壊しなどに見られるように、安定した経済活動が困難になるのである。

また、健康や生命に不安を持つような薄弱な社会保障基盤しかない地域社会では、人々は万が一のための貯蓄に走るだろう。それによって、消費や投資は誘発されず、経済規模は縮小される。

したがって、十分な社会保障を確保してこそ、安定した地域社会を取り戻し、十分な経済活動を促して、日本社会を元気にすることができるのだ。また、しっかりと貯蓄をする日本人の美質については、その一部を社会保障のファンドとする制度を認めることによって、税などの財源が枯渇して見える現状を変え、安定的基金とすることができるだろう。

今こそ日本医師会は英知を結集し少子化対策へ

現在の経済の停滞、財政問題、マンパワー不足の問題を一気に解決する方法がある。労働人口を増やすことである。税金、社会保険料を納めて社会を支えるが、自身はあまり医療・介護のお世話にならない若年層を増やせばよいのだ。

労働人口と消費人口を増やす方法は、移民の受け入れか、日本人の子供を増やすかのどちらかである。移民の受け入れは、米国のように移民の受け入れを国是とし国民的なコンセンサスがなければ、欧州のように民族間の紛争を招く。したがって日本においては、少子化対策を推進し、日本人の子供を増やしていくことが現実的であろう。

私の長期的な目標は、第3次ベビーブームを日本に起こし、日本の将来を安泰とすることにある。第2次ベビーブームで生まれた団塊ジュニアにより、第3次ベビーブームが起こると考えられていた節があったが、結果として、何も起こらなかった。子供の数が減れば、この国は労働力が減少し、税収が減り、行政サービスが削減され、社会保障制度も後退してしまう。

医療政策に精通している産経新聞論説委員の河合雅司氏が、少子化に関する書籍『日本の少子化　百年の迷走』（新潮選書）を出版した。この書籍の内容は衝撃的である。まずは増大する人口が海外への移民問題を発生させ、さらに戦争に突き進む要因となったことを示している。戦後、第1次ベビーブームが始まったが、これが再度、日本に食糧、移民問題を発生させ、国際社会に混乱をもたらすことをGHQ、日本政府が怖れ、産児制限、経済的理由による堕胎を許す政策が練られた。この政策づくりに主体的に協力したのが、医系の国会議員と日本医師会であることを当時の資料を丁寧に掘り起こして考察している。

現在の日本の堕胎率は諸外国と比べても決して高いわけではない。しかしいずれにせよ、経済的な理由が少子化と結び付くのは明らかなようである。ベビーブームを終わらせる政策が展開できたからには、逆の政策も展開できるはずである。

出生問題は倫理的な問題があるため、議論が避けられがちかもしれないが、あえて提案したい。出生数が増えれば、日本を取り巻く財政問題、経済の閉そく感、社会保障の問題、

出生数と人工妊娠中絶数

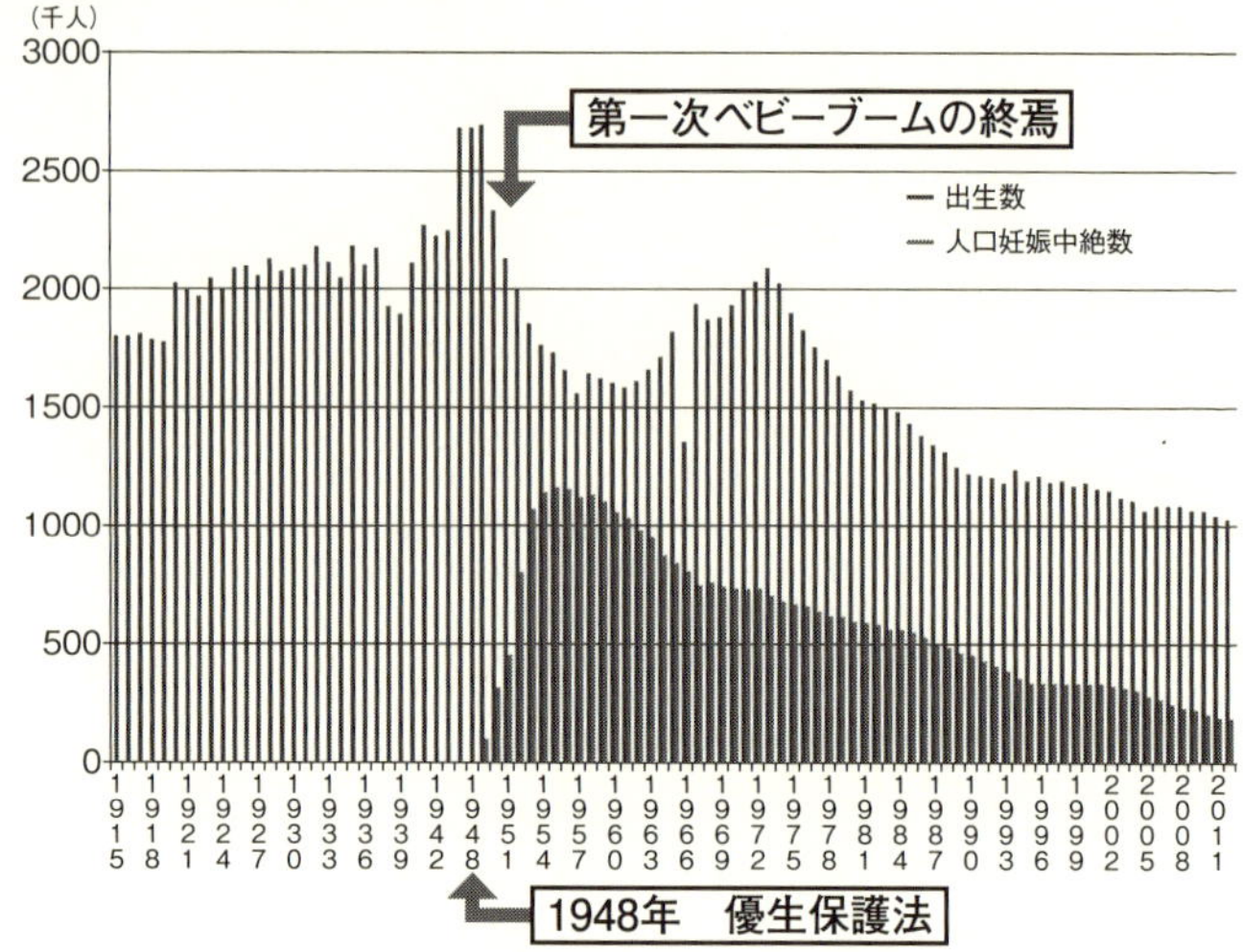

マンパワーの問題、そのほとんどが解決するのである。日本医師会として、その英知を結集して、国民とともに少子化対策に取り組むべきであろう。

むろん、この問題は医師の三割を占める女性医師の結婚・出産・子育てにもかかわる。私は、子供を持ちたいと考えている男女医師が、キャリアを犠牲にすることなく希望どおりに子供を持つことのできる勤務環境を整備するべきであると考える。

仕事、私生活、子育てすべてを大切にしたい欲張りな若い男性、女性医師が増える業界に変えていきたい。

4－Ⅱ ● 医療改革の秋《とき》

日本医師会主導による医療改革・利害調整

政策づくりには科学的な視点が必要であり、エビデンス（根拠）に基づいていることが重要である。そのためにも日本医師会は日本医師会総合政策研究機構（日医総研）をさらに充実させていかなければならない。

近年、医療の世界では「エビデンスに基づく医療」の重要性がたびたび説かれるが、逆に「エビデンスがなければやってはいけない」といった間違った考え方に陥ることがある。

エビデンスは過去の先人が取り組んだ結果として、得られたものである。未だ行われていないことにはエビデンスは存在しない。基本的には先人から得られた知恵であるエビデンスを大切にしつつ、ただし、時と場合においては、エビデンスの出ていない大胆な提案も必要である。

医師会は医師のプロフェッショナル・オートノミーを体現する職能団体であるとともに、地域の住民と世界に向き合う日本最大のＮＧＯである。国民に対する責任は重大であり、医療政策の主体として、積極的にかかわっていく必要があると考えている。

まず、現在、医療政策はどのような過程を通じて政策決定が行われているのかを具体的に見ていこう。

医療保健行政の政策は、厚生労働省が設置した審議会や検討会で議論され、報告書が取りまとめられた後、法制化、通知文書による周知、予算案策定、組織設立等が行われ、政策が実行されることになる。この審議会や検討会では、医療提供側代表、保険者側代表、患者代表、専門家、地方行政代表が参画し、合議のもとで方針を決定している形をとっている。

しかし、その審議会、検討会の運営においては、じつは官僚がその多くを決めている。官僚が委員の選定を行い、会議資料を作成し、報告書原案を作成している。対立する関係者の利害調整も官僚が行っている。最も影響力を発揮する者は、利害調整を行う者であるのは世の常である。

医師法第１条において、医療、保健分野をとりまとめるのが医師の役割とされていることは前に述べた。利害調整を官僚に任せきりにするのではなく、日本医師会みずからが積極的にかかわっていくことで、医師の職能集団である日本医師会の立場を強め、プロフェッショナル・オートノミーと医師法第1条の本来の趣旨に近づけていくことが必要である。

特に医師同士が対立することがあってはいけない。官僚には失礼な言い分だが、官僚は医師会、病院団体、その他の職能団体間の対立を無用に煽り、楔《くさび》を打つことで役所の権限を保持してきたようにも見える。医師同士は意見が対立することがあったとしても、十分に議論を行ったうえで、最後は1つにまとめていく役割を担うべきは日本医師会である。

そして、現在のように日本の社会そのものが、世界に模範解答を見出す以上にみずから問題解決型の対応が迫られている時代においては、以前、武見太郎元会長が実践したように、新しい立案や提言をもってみずからが時代をリードするような組織に変わる必要がある。

このときに、よって立つ日本医師会の特質とは、公立私立を問わず、多彩な専門家を擁し、地域と世代を網羅した多様性のある会員によって構成されているということに尽きる。この多様性こそ私たちの財産なのであり、これを無理に型枠に嵌《は》め込むような方法ではなく、国民から寄せられるこれも多様なニーズに、組織全体として全力で対応していく組織づくりと風通しのよい運営が必要なのだと考える。そのニーズ自身の変化も著しい現在では、硬直化した運営に陥らないように常に注意している必要があるのだ。

医学部入学定員の年次推移

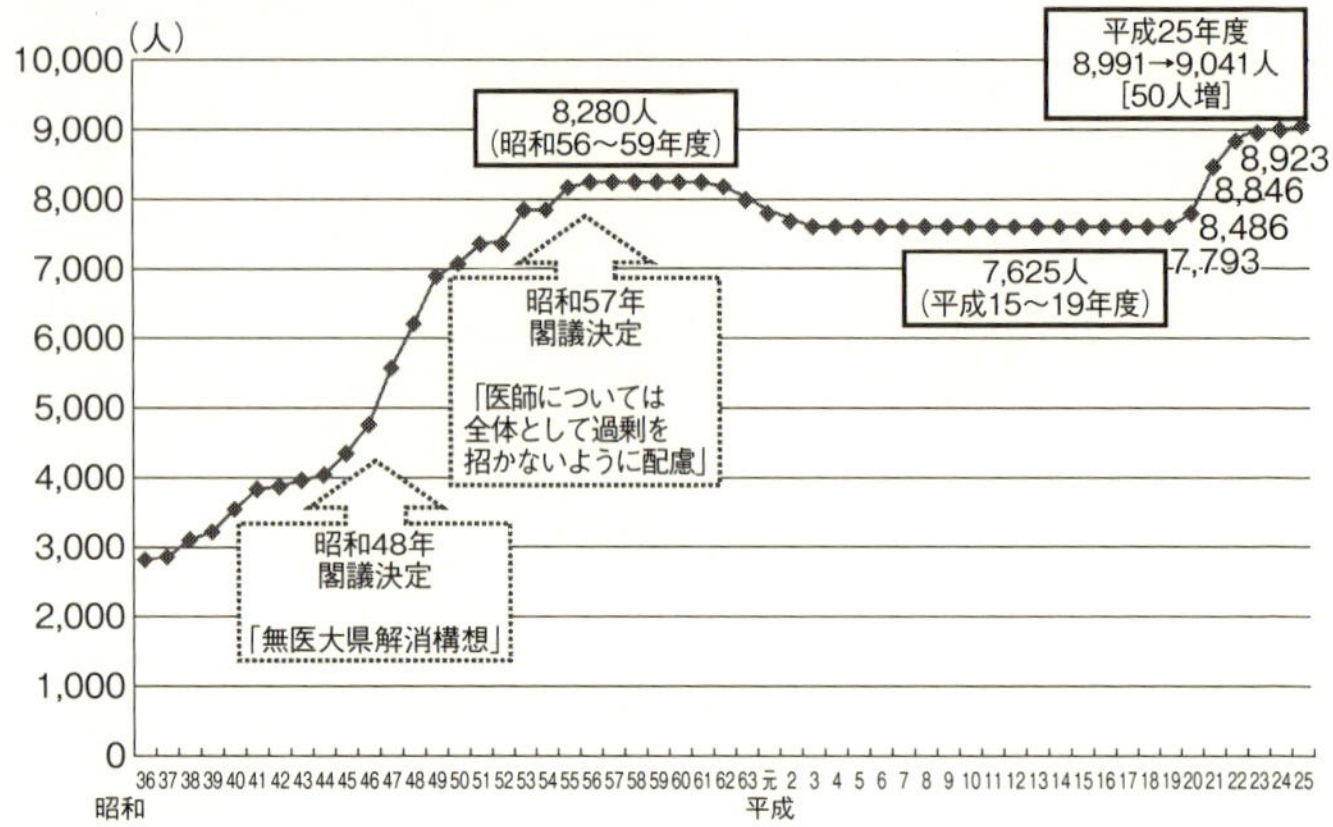

出典：文部科学省

じつは日本は医師が少ない

医師の需給問題は、センシティブな問題だ。日本では医師の養成数は医学部の入学定員数でコントロールしてきた。戦後、「無医大県解消」のかけ声のもとに全都道府県で医学部が設置され、1960年台は3000人程度であった医学部入学定員は1984年には8280人にまで増加した。医師数の増大が医療費の増大につながることを恐れる政府の働きかけで1985年に医学部の入学定員を削減し、この数字は7625人まで減少した。

その後も医療需要は増大するが医師数は増えず、医療現場の負担感は少しずつ増えていたが、その変化は日々、わずかであったため、変化が緩慢であると対応できずに自滅するという「ゆでガエル」状態となり、2008年、救急医療の崩壊が問題となってようやく顕在化することとなる。その後、地方の医療現場における医師の絶対的な不足が問題視され、医学部定員増へと舵《かじ》を切り、2012年現在の医学部入学定員は5年前に比べて1366人増の8991人となった。

じつは、他のOECD加盟国と比較すると、日本の人口あたり医師数は少ない。人口1000人あたりの平均医師数は、日本は2・3人であり、ドイツ4・0人、イギリス2・8人、アメリカ2・5人と比較すると、そもそも絶対数が十分とはいえない。

さらに医師の偏在の問題が追い打ちをかける。医師の偏在については、都道府県間でも、同一都道府県内でも地域格差が指摘されている。平成26年医師・歯科医師・薬剤師調査の結果によると、都道府県別の人口10万人あたり医師数が最も少ないのは埼玉県の152・8人、最も多いのは京都府の307・9人（格差は約2・0倍）となっている。しかし、最も医師数の多い京都府でさえ、OECD各国と比較して多いとはいえないのだ。

地域偏在を加速化させたのは平成16年に導入された新臨床研修制度である。この制度が導入される以前は、医学部学生の大多数は卒業した大学医局に入局し、医師のキャリアを形成してきた。この大学医局が果たしていた最大の役割は、人事ローテーションという医師の派遣制度であった。大学医局は、それぞれの大学病院の関連病院に必要な医師を派遣

都道府県別にみた人口10万対医師数（平成26年）

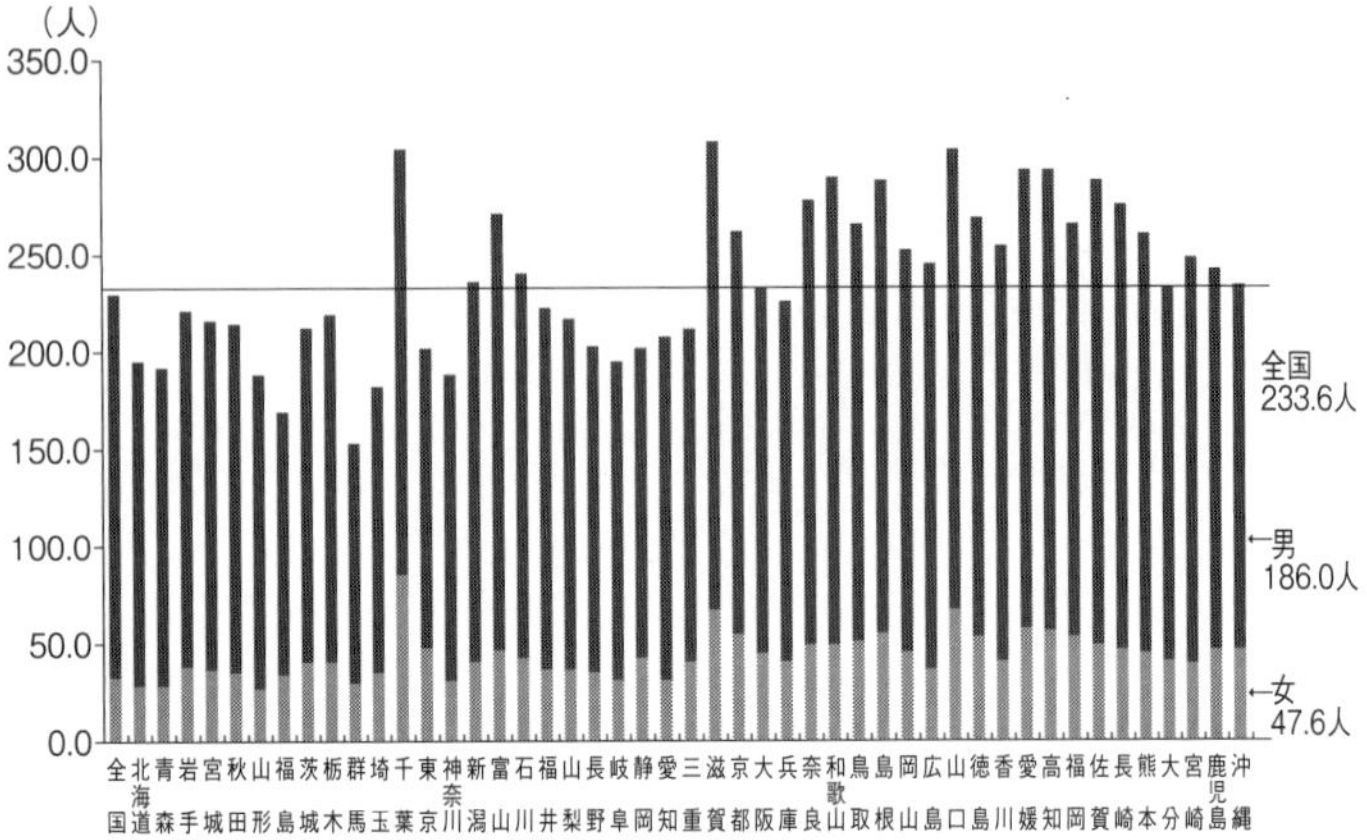

出所:医師・歯科医師・薬剤師調査

人口1000人あたり臨床医数の国際比較（2012）

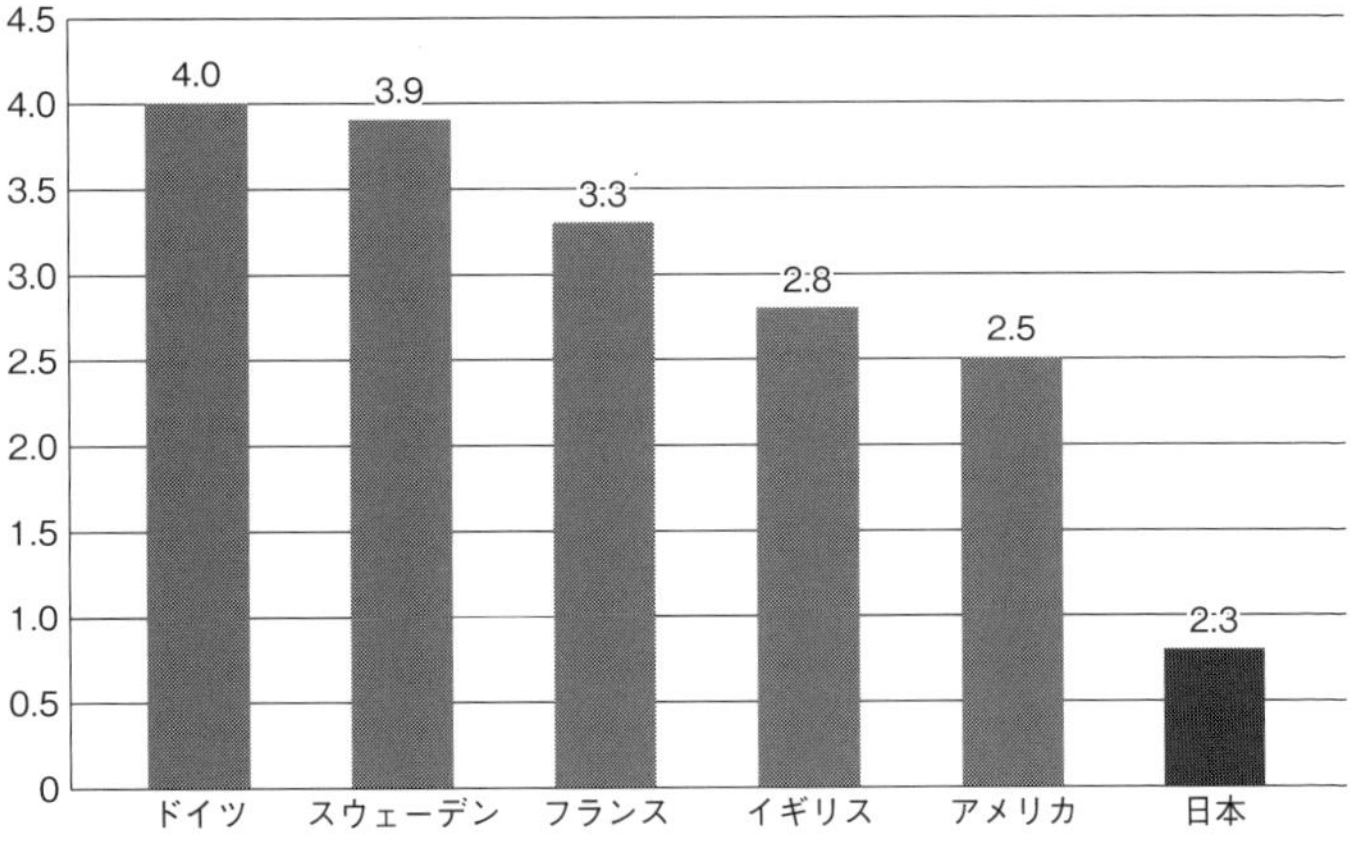

注:アメリカは2010年のデータ
スウェーデンは2011年のデータ
フランスは実際に臨床にあたる職員に加え、研究機関等で勤務する職員を含む。

出典：OECD HEALTH DATA 2014

しており、意図せずとも地域の医師偏在を是正していたのである。

この制度は医局員にとってはいろいろな病院で臨床経験が積め、キャリアアップに貢献するというメリットがあった。また、地域の病院にとっては必要な医師数を確保できる制度であったが、一方で、若い医師の待遇が悪いことが問題視された。

新臨床研究制度の導入により、研修医はより自由に研修先を選べるようになった。研修医はより良い研修、より良い待遇を求めて全国に散らばった。その一方で、待遇の改善が不十分となった大学医局への入局者数は4～5割にまで落ち込み、医局による人事ローテーション制度が円滑に行われなくなり、結果として地域の関連病院へ派遣されていた医局員を大学病院に呼び戻すという「引き揚げ」を行い、医師の地域偏在を加速化してしまったのである。

医師不足への取り組みが足りなかった医療界

医学部定員数削減が議論になった際、医療界においては、将来の医師が過剰になることを恐れていた。医療界は、医学部定員数の削減に対し積極的に反対せず、一部は賛意を表していた。

次に、新研修医制度導入の際に、大学医局の弱体化がここまで進むとは考えていなかった。新研修医制度のねらいは、研修医の研修環境の改善であったはずで、大学医局の弱体化ではなかったはずである。制度整備にあたって、厚生労働省に任せ過ぎたといえるかもしれない。

さらに、救急医療崩壊の兆しが見えた際、年配の医師を中心に、若手医師のふがいなさを嘆く風潮があった。自分たちが若いころは、寝る間を惜しみ、みずからの待遇など顧みず、患者のために人生のすべてを捧げていた。それこそが医師であると主張した。昔に比べると医師の業務量が圧倒的に増加し、密度が濃くなっていることへの理解は浅かった。そうして医療界自体が、医師不足解消の取り組みを積極的に支援してこなかった。

医学は多くの科学の領域の進歩に助けられる応用科学の分野である。したがって、手術用顕微鏡から内視鏡も発展し、管腔臓器を経由したり血管内、そしてごく小さな切開口から病巣を摘出し止血や縫合などを行うさまざまな機器の考案と技術の進歩によって、外科・内科といった従来のカテゴリーを超えた医学領域が日進月歩に発展している。遺伝子レベルの診断やiPS細胞の応用なども大きく治療に貢献してくるだろう。

もう一方で、病床の機能別分化や在宅ケアの普及によって複雑化した制度を、地域レベルでの医療介護連携によってユーザーフレンドリーなものにすることが必要だ。患者さんの病状や社会的な役割に応じて利用する制度は複雑化し、説明と同意に関する新しいガイドラインもつくられ、院内での感染症や医療安全に関する委員会にも関与が求められて、作成する書類の作業や量も増大する一方である。IT導入に対する要求も大きくなり、現場で医師の果たす役割は、いっそう多様で膨大なものになっているのだ。そういったなか、私は救急医療を担当する日本医師会常任理事として、医療現場支援の充実を訴えたが、なかなか理解は広がらなかった。

医療行政のすべてを行政機関に任せるのは無責任

医師不足、医師偏在に対しては、医学部入学定員の増加と地域枠を設定で対応するとしている。地域枠の学生には卒業後、一定期間、各県のニーズに合った地域、診療科で働くことを条件に奨学金が支給されている。

各都道府県には地域医療支援センターが設置され、都道府県が医師を確保し、それぞれの医師のキャリア形成支援を考えながら、必要とされている医療機関に医師を配置していくコントロールタワーとしての役割を担うこととなっている。いずれも行政主導で行われていくこととなる。

私は、医師の配置を医療界ではなく、行政機関が行うことについて、懸念があることを表明したい。

医師のコントロールは、医師が行うのが本筋なのではあるまいか。世界医師会WMAではプロフェッショナル・オートノミーとして、医師はみずからを律することが求められている。医師集団もまた、自律することが求められている。今まで本書で見てきたように、国民皆保険制度をはじめとして多くの政策医療を実践しながら、「行政がつくった仏に魂を入れる」ような作業を継続しているのである。そして、これは何度でもいいたいが、医師法第1条においても、医療を統括するのは医師の役割と定められているのだ。

医師配置を医師集団ではない行政機関に任せてしまえば、プロフェッショナル・オートノミーと医師法の考えから逸脱して、地域医療を守ってきた姿勢を失うことになると考えるのは、考えすぎであろうか。

国は憲法の規定上、国民に生存権を保障することが義務づけられている。文化的な最低限度の生活保障として、医療を提供する義務を負っている。その一方で、医師は医業を独占している（医師法17条）。医師でなければ医業は提供できないし、医師以外の者は医業を提供したくても許されないのだ。医業を独占している職能団体としての日本医師会が、国民に医療を提供する責務を負わずにすべてを行政機関、政治に任せておくのは、逆に無責任ではなかろうか。

従来の医師会の考えとは相反するかもしれないが、プロフェッショナル・オートノミーを重視する観点からは、医師の職能団体が地域医療支援センターを切り盛りするのが健全であると考えている。しかもこのことは、たとえば、すでに厚生労働省の補助事業として日本医師会に存在している女性医師バンク事業の大幅な拡充によって実現可能とも思われるので、今からでも決して遅くはないのだ。

医学部新設への疑問

医師不足である東北において医学部新設を行うとされているが、それだけではさらなる大きな問題を生み出すだろう。医学部の新設には多くの教員が必要であり、地域医療の現場から医師を引きはがすこととなり、短期的には逆に地域医療の崩壊につながるおそれがある。医療分野に政治を持ち込んだ結果、エビデンスにほど遠い政策が採択された例といえよう。職能団体である日本医師会は、このような観点からエビデンスに基づき、しっかりと職能団体としての意見を繰り返し伝える必要があったと感じる。医療の舵取りを医師自身が行えない不幸であり、それで現出する好ましくない結果には誰が責任を取るのであろうか。結局、すべては医療現場に押し付けられ、医療の現場を担う医療人が、最後に尻拭《しりぬぐ》いをすることになるのだ。

千葉県成田市においても、国家戦略特区として、医学部新設が検討されている。医療分野におけるイノベーションの創出を担う国際的な人材育成を是として掲げているが、日本医師会の国際医療担当理事として仕事をしてきた私からみれば、「国際」という看板を付けても、英語で授業をしたとしても、海外で研修を受けたとしてもそれだけで国際人は生まれないし、良質な人材も生まれないことは明らかである。地域医療の延長が国際医療であり、あくまでも日々の診療や研究の先に国際医療保健があるのだ。そういう意味では既存の医学部教育、診療体制、研究体制の充実があってこその国際人材の育成である。そのような視点が薄弱であるとすれば、医学部新設の議論は、医学部を併設したいと考える学校法人の理念なきエゴである、といわれることになる。

勤務医の待遇改善

勤務医の労働時間に関する様々な調査によると、多忙な診療科の医師や若手医師に関しては、勤務医の1週間あたりの勤務時間は60～70時間となっていて、法定労働時間である40時間を大幅に超えている。40時間の法定労働時間を守ろうとするならば、単純計算でも、医師数を半数以上、増やさねばならない。

もし勤務医が労働基準法どおり、法定労働時間の40時間しか働かなかったら、病院の機能は維持できず、地域医療は崩壊する。そのことは勤務医自身がよく理解している。

しかし、劣悪な労働環境は医師の集中力を低下させ、質の高い医療を提供することを困難にし、医師個人の健康を蝕《むしば》み、医師の家庭やコミュニティでの時間を奪い、ひいては長時間労働が常態化している職場の雰囲気は、子育て中の女性医師や体力に自信のない男性医師の勤務を躊躇《ちゅうちょ》させてしまう。

医師の労働環境の悪化を放置すると、閾値《いきち》の低い医師が病院を去り（その医師を責めてはいけない。健全な判断である）、残された医師の負担がさらに増大し、勤務環境を悪化し、残された医師も1人ずつ立ち去り、やがてその地域の医療の崩壊に至る。

医師の勤務環境は改善しなければならないし、多様な業務をマルチタスクに求められるへき地であればあるほど、厚遇されなければならない。

医師の環境改善には、医師が医師にしかできない業務に集中することも重要である。すでに病院内において、栄養や呼吸器管理や薬剤の管理などの分野でチーム医療の推進が進められている。医師の包括的な指示のもと、専門性の高い各職種に業務をゆだねることで医療の質の向上を図るとともに、勤務医の負担軽減つなげる試みである。

また、カルテ記載、検査や薬剤のオーダーなどが、医師にとって大きな負担になっていることから、これらの業務をサポートできる医師事務作業者（クラーク）を配置する医療機関が増えており、記録や書類の作成のお手伝いをしてもらうことで、勤務医の負担が軽減されているとの報告もある。

医師会はこれまで、医師業務を医療関係職種にゆだねることに抵抗感を感じてきた。医師の役割・権限が制限されていくように思われたからであろう。

メディカル・コントロール（医療統括）の普及

私は救急担当の日本医師会常任理事として救急救命士の業務拡大にかかわってきた。医師の直接指示、包括指示を条件に救命士の業務を拡大したが、医師の役割・権限は制限されるどころか、むしろ増大して、今や救急搬送の分野はメディカル・コントロールに従事する医師のかかわりなくては成り立たなくなっている。医師の社会的な守備範囲は広がり、そうなったからには当然、責任も増大するが、政策医療の実践に参加する準公務員としての活動である。日本医師会の救急医療担当者として、それに伴う対価、つまり評価と予算の増額そして報酬について、厚生労働省、消防庁、消防機関に強く要求しているところである。

医師以外の職種でも可能な業務については、積極的な医療側のコントロール体制を条件に、権限移譲していくべきであろう。このメディカル・コントロールとタスク・シフティング「権限移譲」がセットであるという概念の社会への普及が遅れているのは大きな問題

救急救命士の処置範囲の拡大の経緯

平成３年　救急救命士法施行

1. 医師の具体的な指示で行うもの（特定行為）

→心肺機能停止状態の患者に対してのみ行う
・半自動式除細動器による除細動（→平成15年まで）
・ラリングアルマスク等の器具による軌道確保
・乳酸リングル液を用いた静脈路確保のための輸液

2. 医師の包括的な指示で行うもの

→重度傷病者（心肺機能停止の状態の患者も含む）に対して行う
・精神科領域の処置
・小児科領域の処置
・婦人科領域の処置
・聴診器の使用による心音・呼吸音の聴取
・血圧計の使用による血圧の測定
・心電計の使用による心拍動の観察および心電図電送
・鉗子・吸引器による咽頭・声門上部の異物の除去
・経鼻エアウェイによる気道確保
・パルスオキシメーターによる血中酸素飽和度の測定
・ショックパンツの使用による血圧の保持および下肢の固定
・自動式心マッサージ器の使用による胸骨圧迫心マッサージの施行
・特定在宅療法継続中の傷病者の処置の維持
・口腔内の吸引
・経口エアウェイによる気道確保
・バッグマスクによる人口呼吸
・酸素吸入器による酸素投与

平成15年　「自動対外式除細動器（AED）による除細動」を2. に追加
平成16年　「気管内チューブによる気道確保」（気管挿管）を1. に追加
平成18年　「エピネフリンの投与」を1. に追加
平成21年　「自己注射が可能なエピネフリン製剤によるエピネフリンの投与」を2. に追加
平成23年　「ビデオ硬性挿管用喉頭鏡を用いた気管挿管」を1. に追加
平成26年　「乳酸リンゲルを用いた静脈路確保および輸液」
「ブドウ糖溶液投与」を1. に追加
「血糖測定器を用いた血糖測定」を2. に追加
その他「応急手当」の範囲を2. に追加

であるから、この際、「権限移譲」と対で使われる概念として、メディカル・コントロールに相当する日本語訳に「医療統括」という用語を提案したい。

これは、私が担当している日本医師会救急災害医療問題検討委員会において、有賀徹委員長のもとで討議を経たうえでの提案である。

医療統括のない権限移譲は決して許されるべきではないし、医療統括を受けない医療職種が診療行為を行うことも、患者さんの健康や生命を守る観点から、許されるべきではない。医療統括を前提とした権限移譲は、医師法、保助看法をはじめとした現行法令とまったく矛盾しない。

これまで、急性期医療は100%病院のなかで行われて、そこまでのアクセスは、自分で受診する（ウォークイン）か、救急車などによる搬送がもっぱらであった。しかし、治療が落ち着き次第、回復期リハビリテーション病棟や療養型病床そして自宅や中間的施設で過ごすことが多くなったため、治療の回復期にある患者さんや、慢性疾患を持って過ごす患者さんまで、多くの患者さんについて、地域連携のネットワークのなかで対応するシステムになった。

こうしたなか、いったん慢性化した疾患が急性の増悪をしたり、他の合併症と重なって体調が悪化した場合、医療介護地域連携のさまざまな場面でケアを受ける事例が激増している。

そこで求められているのが、現場でケアを提供できる慢性期の医療や、さまざまな立場の介護スタッフの的確な対応と、それを直接・間接に支援する医療統括体制である。

したがって、この医療統括の役割は、救急医療などで使われた狭義の概念から、広義の内容に広げる必要があり、場面によって救急医だけではなくて、より多くの医師が同じ概念のもとで役割を果たすことが望まれるのである。

医療従事者の待遇改善と医療費の適正な支払いを求める

医療従事者の健康を守るためにも、絶対的不足や偏在性を是正するためにも、そして何より医療の質や安全を守るためにも、医療従事者の労働環境は改善される必要がある。サービス残業に裏打ちされた超長時間労働は、病院経営者、医療関係者のコスト感覚を狂わせ、医療制度そのものの経済感覚をも狂わせることとなる。まともな経営をして赤字になるのであれば、現場にサービス残業を求めるのではなく、保険診療において医療費の適正な支払いを求めるべきである。現場への丸投げや根性・精神主義の押し付けからは脱却しなければならない。

女性が働きやすい医療環境を整備せよ

地域における医療従事者、介護従事者の確保は大変、厳しい状況が続いている。そのためにも、現在、現場で働いていない医療、介護資格保有者が現場で働ける環境を整備しなければならない。労働環境の改善が最重要課題である。性別にかかわらず、医療・介護従事者が安心して子育てをしながらでも働くことのできる労働環境の構築を目指さなければならない。女性医師の就業率のM字カーブ、女性医師の診療科偏在が発生している状況は改善しなければならない。性別に関係なく、働きたい職場で働き、社会に貢献できる環境を整備しなければならない。

極論をいえば、子供を持つ女性医師が、多忙とされている外科医、救急医や産科医として、バリバリ仕事をしながらも子育てができる環境をつくりだす必要がある。女性の働きやすい労働環境は、男性にとっても好ましいものであることはいうまでもない。

欧米ではそのような勤務環境が実現されている。

子育て中のすべての医療・介護従事者に対して、育児休暇制度、復職サポート制度、勤務時間短縮制度、フレックスタイム制、24時間対応可能な保育所の整備、ベビーシッター派遣制度を整備して、医療従事者、介護従事者は家庭の状況、本人の希望に合わせて選択

女性医師の就業率のM字カーブ

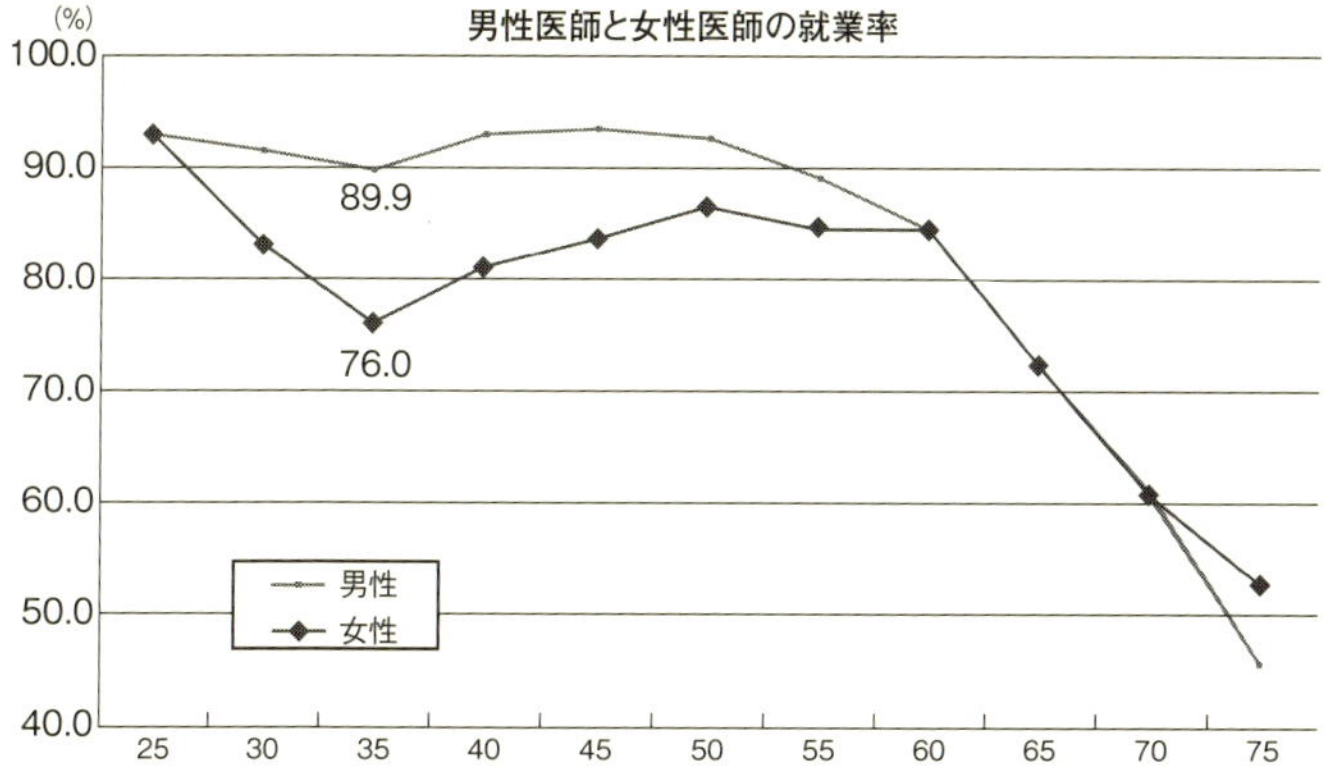

（注）医師が25歳で卒業すると仮定した場合の就業率である。
出所：平成18年度厚生労働科学研究「日本の医師需給の実証的調査研究」（主任研究者　長谷川敏彦）

可能とする。もちろんこの制度は女性だけではなく男性にも、さらには孫の世話をしたい年配医師も活用可能とすることが理想である。医療・介護資格保有者全員が、多様な支援策と雇用環境を受けながら、現場で働ける環境づくりが重要なのである。

このような取り組みを行えば、それぞれ業務量、責任に差が出てくるだろう。業務量、責任の差については、金銭面での不公平がないように配慮する必要もあるだろう。単純に業務量をそろえるのではなく、就労環境を整備することが重要なのである。

このような環境であれば、単位時間あたりの労働生産性を上げることもできるだろう。

医師の派遣調整を行うセンターの業務は地域医師会がかかわり、偏在是正を目的に、各医師のキャリアパスを考えたうえで責任を持って適切な医師の派遣を行う。地域住民の健康を守るために、それぞれの医師が果たすべき役割を十分に論議してもらい、適切な医療提供体制を考えていける環境づくりが重要である。

また、現在、禁止されている公務員医師の兼業の解禁も目指してはどうだろうか。本業に悪影響がない限りにおいて兼業を認め、体力に余裕のある若手の医師などが休日や夜間そして年休の範囲で医師が不足している地域にアルバイトに行くことで、医師にとっては収入を補うこともできるし、医師の絶対数の不足している地域医療においては医師の確保ができ、しかもお互いの実情を理解して顔の見える関係を構築することができるというメリットがある。

公務員医師は公務員である前に医師であり、医療にアクセスできずに困っている地域の国民に対しては、医療を提供したいと考えているのがふつうである。とすれば、この提案は、双方に十分なメリットがあることになる。

医局からの派遣が盛んに行われていたころ、青森県の実情はそのようなものだった。これを、現代的なルールのなかで弾力的に運用することは可能なのではないかと、私は考えるのである。

5 ●「地域医療構想」何が問題か

病床数設定の本当の問題

日本は先進諸外国と比べると病床数が多く、一方でベッドあたりの医療従事者数が少ないという特徴がある。そこで1985年の医療法改正以降、病床過剰地域における病床数を抑制する政策がとられてきた。病床数は国から示された基準病床数をもとに、都道府県が地域医療計画の策定により定め、これまで制限されてきたのである。

今後さらに、地域ごとに将来の医療需要を見越し、医療のあり方、地域医療ビジョン（地域医療構想）を策定することを求めている。立て前は、地域で議論をして将来に必要な医療提供体制を構築することになっているが、誠に残念なことに、政府はこの考え方を単なる病床削減のツールとして使おうとしているように見える。

地域医療構想の議論において、政府からさまざまなデータが示されている。データを用

病床数の推移

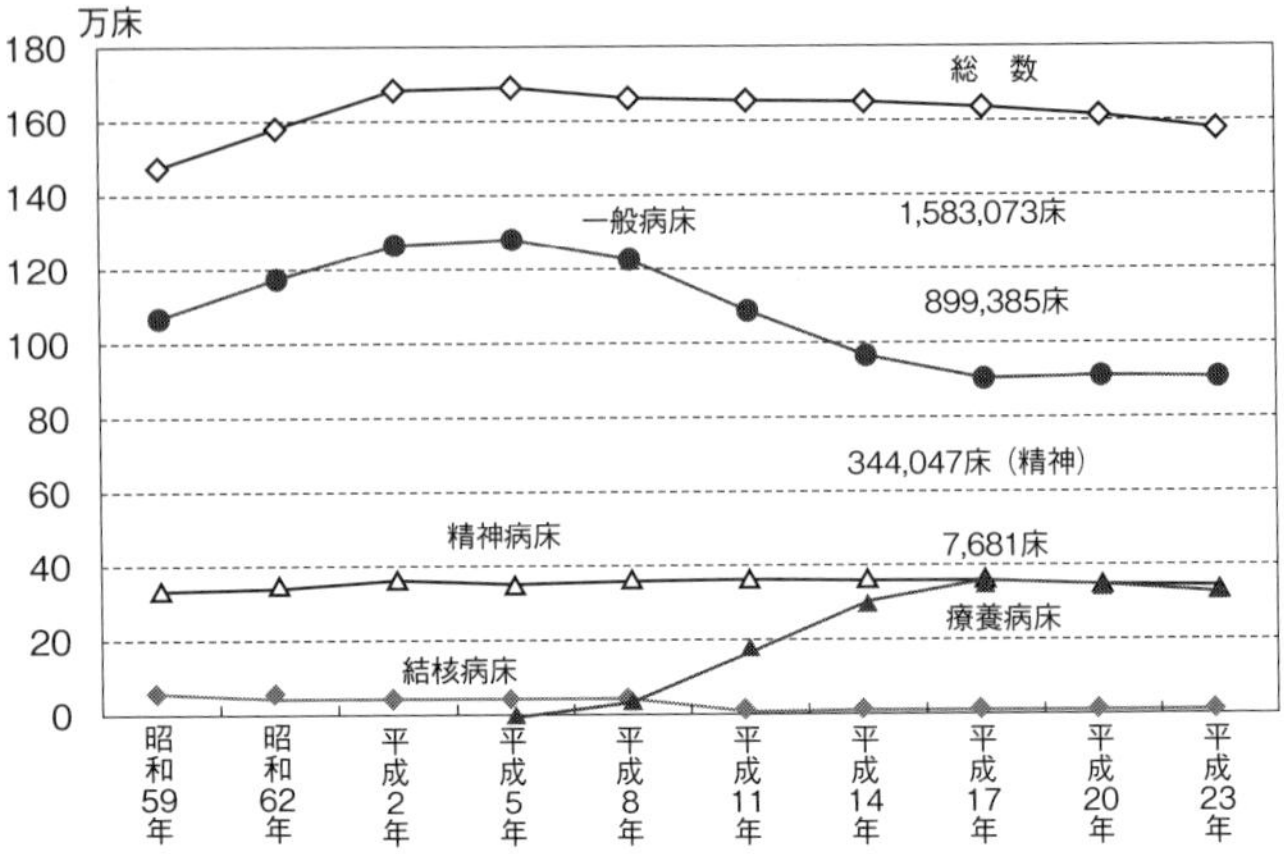

出典：厚生労働省「医療施設動態調査、静態調査」

いて科学的に議論を行うことは重要だが、しかし、データを使うにあたってはまず、そのデータが妥当なものであるのかどうか、検討が必要である。

地域医療構想で政府が各都道府県に示したデータは、包括支払いのデータとレセプトデータがもととなっており、急性期に偏っており、すべての診療を網羅しているわけではない。

また、これらは過去に行われた診療のデータであり、受診行動は社会的な要因で変容することから、解釈には注意が必要である。特に診療報酬改定が政策誘導手段のメインプレイヤーになってから、改定のたびに大幅に受診行動、さらには提供体制そのものが変化してきた。診療報酬のデータはおそらく、診療報酬のたびに大幅に変化することから、将来の推計に用いる際は注意が必要であろう。

さらに、これらのデータは静的なデータであるが、医療は時季や状況によって刻々と変化していく。つまり、動的に変化するものであるということに、注意する必要がある。

データは、時間軸に沿って変化する3次元的立体を、時間軸を停めて輪切り像で推測するようなものなのだ。このため、推計の限界をよくよく理解したうえでデータを取り扱わなければならないし、その静的なデータから将来推計の全体像をつくり上げるのは、スライスされた1枚ずつの刺身から、マグロ全体を再構成するような作業になるということだ。推計の専門家は必ず「一定の仮定のもと」という断りを入れている。専門家は「一定の仮定のもと」とさえ書いておけば全てが許されると考えているふしがある。その推計は医療政策に多大な影響を及ぼし、場合によっては数十万人、数百万人の命を左右する可能性すらあるのだから、政策立案にあたっては、地域医療の現場での補正を入れるのはもちろん、災害事象や感染症のアウトブレイクなど多くの要素をあわせて検討する慎重さが求められるのだ。

真実は現場にある

統計数字は、現場をうまく表現するために用いるのであって、逆ではない。現場を将来推計が示したものに合わせることでうまくいくというものではないし、多数の人がかかわるスポーツや選挙などを見ても、多くのありうる可能性の先に出てくる結果が1つに収斂《しゅうれん》するのであって、それが予測によって明確に導き出されるわけではない。

患者の血液検査のデータと医師が直感的に感じる患者の全身状態に矛盾がある際、私たち医師はとことんまで考え抜き、苦しむ。医師は、日々困難な課題と闘っているのだ。

地域医療構想や医療政策の結果に責任を持って対処できるのは医師集団しかいない。将来ビジョンを見誤った際、やりにくい環境で結果責任を取らされるのは医療現場を預る現場医師である。官僚や政治家ではない。数字の怖さを知っていて、所見の矛盾とも向き合ってきている私たち医師が、かかわらなければならないのである。

日本の医療は7割が医療法人であり、これらの存立は民間ベースである。戦後、医療ニーズが拡大するなかで、民間主体の医療提供体制であるからこそ、個々の医療機関が地域における立ち位置を考え、柔軟に対応することができた。地域医療構想の策定についても、公立および民間を含めた医療機関の医師の職能団体である日本医師会、地域医師会に任せるのが至当というものだろう。

地域医療構想の策定については、医療法の規定では、都道府県は病院報告の内容、医療の需要の動向、医療従事者および医療提供施設の配置の状況の見通し、その他の地域独自の事情を勘案することになっている。そうであれば、政府が全国一律の対応を求めるのは乱暴であり、法律趣旨に反するの可能性すらあるのだ。

救急医療をゴミ箱扱いにするな

地域医療構想の議論では、残念なほど、救急医療について議論が行われていない。高度急性、急性期医療という言葉はあるが、これらは救急医療を表しているのではなく、がん治療など、高度な治療・資源投入密度が高い医療を意識している。本来であれば、救急医療を課題の入り口として地域医療を語るべきであり、地域医療崩壊のアラートは救急医療体制の崩壊、救急搬送患者の応需不能であったのだ。

救急医療として扱われる急性期医療は大きく2つの要素に大別される。1つは24時間いつでも突発する急な発病に対する迅速な対応を求められる部分、もう1つは通常業務の延長線上にある急性期医療の時間外部分だ。最近は高齢者の搬送件数増に従って、慢性期の疾患が急性に増悪する状態や急性の疾病が複数の慢性疾患を伴って出現する症例が前者のなかに増加していて、これは増加する搬送件数のうちでも、対応が困難なケースが増えていることを表している。後者はいっそう通常業務の状態に左右されるので、地域医療のなかでも最も敏感な部分として、救急医療に注目する必要がある。

つまり、地域の実態に合わない地域医療構想が策定された場合、そのつけを最も早く、そしてたくさん払うことになるのは救急医療である。切りつめられた医療からオーバーフローした患者さんたちは、救急外来に殺到する。このとき、他の窓口がシンクロして反応せずに、救急医療がいわばゴミ箱扱いになって混乱すれば、救急医療体制が崩壊し、ひいては、確実に地域医療全体が崩壊する。

地域医療計画全体を考える際には、さらに検討するべき要素がいくつかある。平均値としての医療ニーズに加えて、さまざまな理由でオーバーシュートする患者さんを受け入れる余裕の幅が必要である。病状からみても急性期から慢性期にいたる病床から介護施設や在宅ケアまでのプロセスのなかで、そのつど急性化して戻ってくる患者さんもあり、この推計対象は複雑系なのである。

また、日本社会が本格的高齢社会を迎えて、一度は伸びが止まって安心していた救急搬送件数が、再び増加傾向にあることも考えなければいけない。内訳では、高齢者の中等症以上の伸びが顕著である。いうまでもないことだが、高齢者の疾病の特徴は複数の慢性疾患が基礎にあるため、入院を要する程度という中等症のケースでは、急性期治療後のケアについても継続的な配慮が必要な状態が多いのだ。入院から在宅ケアに力点を移せば、地域の多職種が連携して入院・入所中よりも長くなった動線をカバーしなければいけない。

災害時を想定すれば、単に公民館や体育館などを避難所にするだけではなく、災害時の患者さんの受け皿となる病床のゆとり分も考えておく必要がある。このために、地域医療構想の策定では、医療介護の地域連携全体を見通しながら、広義の医療統括体制を見据えて、救急医療の存立を中心に考えるべきなのだ。地域包括ケア「ときどき入院、ほぼ在宅」の成否は、在宅と医療介護機関の連携であり、在宅における急変時のスムーズな受け入れであり、医療側の窓口である救急医療、救急搬送にこそあるといっても過言ではない。

地域包括ケアは救急医療が命綱

地域包括ケアの議論では、在宅医療、介護が中心であったが、その成否は救急搬送、救急医療にあるといえる。

高齢者が住まいで日常生活を送るためのサービス（診療所、訪問看護ステーション、訪問サービス事業所等）連携を「水平連携」と位置づけるのであれば、医療機関入院のためのアクセス（緊急性のない搬送、救急搬送）は「垂直連携」といえよう。この「垂直連携」が、非常に重要である。

地域包括ケアにおける救急医療の課題は、終末期の高齢者の取り扱い、高齢者に対する救急蘇生のあり方、過剰な延命処置を避けるＤＮＡＲ（Do not attempt resuscitation）同意指示のあり方、緊急処置の必要がない患者の搬送を誰が担うのか、急変時受け入れ体制の確保等、山積している。なかでも最大の問題が、誰が地域包括ケアを取りまとめるか、という点である。

消防機関が担っている救急搬送については、高齢化により過去25年間で救急搬送件数が約2・5倍に増えている。さらに、在宅高齢者、施設入所者は搬送先の調整や、搬送時間が延伸する傾向にある。

現時点においては、救急搬送要請があった場合は、本人の望みに関係なく、救急隊はあらかじめ定められた救急活動プロトコールに基づき、心肺蘇生等の救急処置を行い、搬送ルールに基づいて救急医療機関に運び、医療機関においては気管挿管や人工呼吸管理等の侵襲性の高い治療が行われることになる。この際、本人の希望と関係なく、多大な社会的資源が投入される。

一方で救急隊員数の増加は抑制されており、現在の体制維持が可能かどうかの限界に近づいている。また、受け入れ側の救急病院においても、大多数が内因性疾患であり、入院期間は長引き、さらに在宅への退院は期待できないことから、病床が高齢者に占有され、本来、若年層も含めて受け入れなければならない救急受け入れ医療体制が維持できなくなりうるのである。

こうした状況を鑑みると、高齢者の救急搬送に当たっては具体的なルール化が必要であろう。在宅、高齢者施設におけるDNARに関する説明と同意、かかりつけ医、配置医の責任、救急隊のプロトコールの見直し、救急車を利用しない搬送システムの確立、そして社会的コンセンサスの確立である。

東京都を例にとれば、東京都医師会の呼びかけにより民間病院が保有する「病院救急車」を活用して、消防機関の救急車を利用することなく、かかりつけ医の指定する医療機関に搬送する高齢者搬送システムを展開しつつある。

地域包括ケアにおいても、救急医療と同様、医師による多職種へ包括的な指示のもとで展開する「医療統括（メディカルコントロール）体制」の確立と、チーム医療の展開が必要である。

緊急医療の促進「善きサマリア人の法」の法制化

急病になったり災難に遭ったりした、窮地の人を救うため、無償で「善意で行った救命行為は処罰の対象とはされるべきでない」という趣旨の法が、「善きサマリア人法」である。

この法には、誤った対応をして訴えられたり刑事罰を受ける恐れをなくして、急場に居合わせた人（バイスタンダー）による傷病者の救護を促進しよう、との意図がある。医療従事者は救急対応を日ごろから行っているが、それは、あくまでも人的・物的資源が充実した病院のなかにおいて可能なのである。医師といえども、看護師もいない薬剤もないような山の上で心肺停止の方に遭遇したら、できることは限られてしまうし、バイスタンダーとして対応するにも勇気が必要となる。

「善きサマリア人」という言葉の由来は、旧約聖書の一文である。

「ある人がエルサレムからエリコへ下る道でおいはぎに襲われた。おいはぎたちは服をはぎ取り金品を奪い、そのうえその人に大怪我をさせて置き去りにしてしまった。たまたま通りかかった祭司は、反対側を通り過ぎていった。同じように通りがかったレビ人も見て見ぬふりをした。しかしあるサマリア人は彼を見て憐れに思い、傷の手当てをして自分の家畜に乗せて宿屋に連れて行き介抱してやった。翌日、そのサマリア人は銀貨2枚を宿屋の主人に渡していった。介抱してあげてください。もし足りなければ帰りに私が払います」

欧米では緊急時に居合わせたバイスタンダーの善意の行為に伴う結果への責任が追及されるべきでない、という基本理念として捉えられている。

じつは、日本の現行法令においても、このような場合に失敗しても責任を問われる可能性は低い。刑法第37条の緊急避難では、「自己又は他人の生命、身体、自由又は財産に対する現在の危難を避けるため、やむを得ずにした行為は、これによって生じた害が避けようとした害の程度を超えなかった場合に限り、罰しない」となっている。

また、民法第698条の緊急事務管理「管理者は、本人の身体、名誉又は財産に対する急迫の危害を免れさせるために事務管理をしたときは、悪意又は重大な過失があるのでなければ、これによって生じた損害を賠償する責任を負わない」とされている。

こうした現状のなかで、わが国の救急医療関係者を中心に、厚生労働省に対してたびたび善きサマリア人法の立法化を要望してきた。そのつど「現行法令で十分カバーされている」と、厚労省からの返答を受けてきている。しかし、責任を問われる不安を感じさせるくらいであるのならば、法律で明確化してはどうか。

刑法、民法にすでに善きサマリア人法の要素が含まれていたとしても、法律家や専門家のみならず、国民一般にわかりやすい内容で示したほうがよいし、同じ趣旨の法律が複数あっても、何ら運用に変わりはあるまい。

政府が立法の必要性を感じないのであれば、たとえば議員立法化を目指したらどうかとも考えている。その主旨は、まず、わが国の古き良き伝統としての助け合いの精神の復活が、地域社会の再構築に必要だからだ。そういう伝統を呼び起こす契機として先進諸国に共通する概念を活用し、救急医療の現場から地域医療の前提としての互助・共助の精神を基盤にした地域社会の再生を図るキーワードとすることができると考えるからである。

地域に生を受け、子供を産み、育て、暮らして、人生を安心して全うできる地域社会を実現することなしに、すべてを経済的なコストに置き換えてしまったら、社会保障制度も持続可能性を失ってしまう。

地域の消防活動は、地域に根ざした消防団と、プロとしての消防隊員の共同の努力によって成立している。私たちも、これを見倣いたいのである。

一刻も早いバイスタンダーの対応によって、少しでも良い結果に結びつくよう、社会全体が一丸となるという共通認識を広めなければならない。そのときバイスタンダーの勇気ある行動を進めるためにも、善きサマリア人法の制定が契機となる、と私は考えるのである。

高齢化の進む日本において、医療従事者であれ一般市民であれ、突然目の前に、緊急対応が必要な方が現れる機会は増えるであろう。また、災害が多発したとしても、「治にいて乱を忘れず、乱にいて治を忘れず」の基本理念とともに、国民と医療従事者が同じ思いで、災難や急病に陥った人を救える社会を実現したいのである。

6 ● 東日本大震災とJMAT

災害対策の医療チームJMATの始動

日本医師会救急災害医療対策委員を10年間担当したなかで、私の最も思い入れの大きい仕事の1つがJMAT活動である。JMATとはJapan Medical Association Teamの頭文字をとったもので、そのまま日本語訳にすると「日本医師会（医療）チーム」となる。非常に漠然とした名前をつけたことになるが、名づけ親としては、その広い意味合いが今後に起こるであろうさまざまな事象に対して汎用《はんよう》性の高さを含ませることができるだろうと、考えている。

東日本大震災が発災するちょうど1年前、私たちはそのJMATの構想を打ち出したのである。そしてそれは、2011年3月11日に日本を襲った東日本大震災において医療チームの派遣という形で実現した。被災した岩手、宮城、福島そして茨城に、7月15日まで

3ヶ月にわたり全国の都道府県医師会から約1400チーム、6000余名の医療従事者が災害支援のために派遣された。引き続いて7月16日からは、被災地域のあらゆる医療支援要請に応えるJMATⅡという枠組みで、これまで1300チーム、6130名を超えて派遣が行われ、2016年3月をもって支援活動を一旦終結する運びとなった。JMATはわが国最大の医療支援活動として、被災地の地域医療を支えるオペレーションの中核を担ってきた。

参加した医師の内訳をみると、その6割弱が医師会員で、残り4割が非会員となっている。これは日本の医師に対する医師会の組織率とほぼ同様のバランスである。

東日本大震災に当たって、日本医師会としてはすべてのチーム参加者に職種を問わずに損害保険をかけたうえで会員・非会員を問わずに広くJMATへの参加の呼びかけをしたところ、多くの方々の参画を得ることとなった。これは日本の医療界、そして医師たちの持つ、「国民の生命を守る役割は自分たち医師、医療関係者にある」という強い心情を示すものであると、心を熱くし感謝している。

厚労省が主導している都道府県災害コーディネート研修会においても、DMAT・日赤・医師会JMATだけではなく行政の方々まで受け容れて、共通言語での研修を行っている。県庁に設置される災害対策本部や現場事務所でのさまざまな立場を超えたコーディネータ

2011年東日本大震災におけるDMATとJMATの派遣

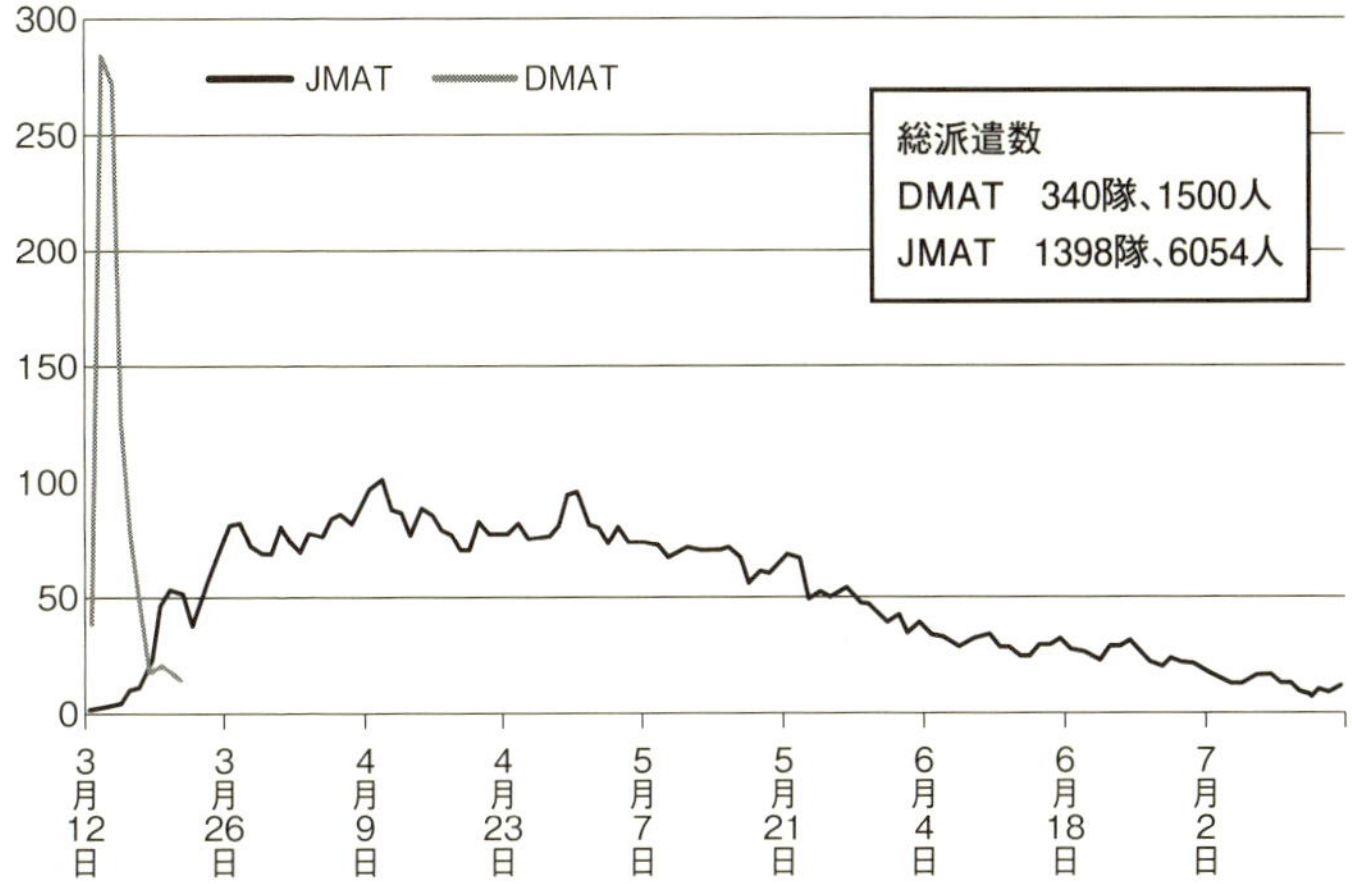

ーの連携も期待しながら、ＪＭＡＴや医師会活動は大きな傘のようなあり方であらゆる参加者を包む存在となり、今後も苦難に打ちひしがれた方々の健康や命を支えるすべての医療関係者の善意を届けるシステムとして機能してくれればと切に願っている。

厚生労働省ＤＭＡＴとの違い

日本の災害医療の担い手としては、厚生労働省が主管する日本ＤＭＡＴと呼ばれる災害医療の枠組みが先行していた。ＤＭＡＴとはDisaster Medical Assistant Teamの頭をとったものである。

厚生労働省の調査では、死者６０００名を出した１９９５年の阪神淡路大震災において、災害直後に適切な医療が提供されれば、そのうちの約500名を救命できた可能性があると報告されている。この反省をもとに、機動力を持つ急性期医療を提供できる、医師1-2名、看護師1-2名、調整員1名の5名からなるチームが、各都道府県で養成されてきたのである。これは、事故等で大量の負傷者が発生したときの対応、いわゆる多数傷病者対応が活動の中心であった。

DMATには、

① 脆弱《ぜいじゃく》な指揮命令系統。

② 短い活動期間（災害発生48~72時間の急性期を担当）。

③ 地域医療や地域社会とのかかわりを十分に認識していないこと。

といった弱点の存在することが指摘されていた。

2005年の米国ハリケーンカトリーナ、2010年のハイチ地震などを通じて、大量の被災者に対する医療支援のあり方が、各所において真剣に検討されてきた。つまり前述の多数傷病者を中心とした対応から、被災された方々を地域や避難所丸ごと医療を含めてどのように包括的に支援するかという、公衆衛生的アプローチが災害医療の新しい流れになりつつあったのだ。

有益だった地域医師会の報告書

日本医師会においても、1995年の阪神淡路大震災以降わが国で発生した大規模災害の事例を分析し、来るべき大規模災害に備えて、DMATとは異なる災害医療支援のフレームワークを新たにつくる必要性が認識された。平成21年度の日本医師会救急災害医療対策委員会（委員長　小林國男　元帝京大学教授）の答申のなかにJMAT構想の必要性が書き込まれた。私は平成22年委員会のもとに新たに災害小委員会を設置し、少人数でJMAT構想の準備を進めることにした。

「開業医に災害医療はできない」、「医師会の先生方は外傷患者を診療するための教育訓練を受けていない」などの理由から、国内の災害医療の専門家の多くが、医師会が災害医療にかかわることに否定的だった。そのなかで、災害に直面した地域医師会がまとめた災害医療に関する報告書は大いに参考となった。

1959年に発生した伊勢湾台風は、死者4697人・行方不明者401人・負傷者3万8921人を出す戦後最大規模の自然災害であったが、その際、愛知県医師会を中心に被災者支援や遺体検案が長期間にわたり行われた。このときの教訓をもとに、愛知県医師会は月1回、愛知県医師会と県内の市区郡医師会との防災無線による情報伝達訓練を現在まで欠かさず継続している。

1985年に発生した日航機御巣鷹山事故では、群馬県御巣鷹山に日航機123便が墜落し、乗客乗員524名中520名が死亡した。その際は、群馬県警察医会、群馬県医師会、前橋市医師会そして日赤救護班が、長期間にわたる検死活動に従事した。

1995年の阪神淡路大震災における、兵庫県医師会そして神戸市医師会の報告書からは、避難所の被災者に対する医療支援活動を、他県からの支援者とともに長期間にわたり献身的に行ったことが記されていた。

2004年の中越地震でも、新潟県医師会、わけても小千谷市医師会が中心となった医療支援活動記録があり、小委員会での検証には貴重な資料となった。

2007年3月25日能登半島地震や、7月16日新潟県中越沖地震の災害医療支援活動においても、日本医師会救急災害医療問題対策委員会メンバーの白鬚橋病院石原哲先生を先頭とした東京DMATや東京都医師会医療救護班、日本赤十字などさまざまなグループが、地元医師会と協力して医療救護班のチーム編成を行い、避難所や介護施設の巡回診療を行ってきた。特にこの2件は、活動記録を基にした都道府県災害対策本部における実費弁済を実現したJMATの先行事例となった。

これらの事例を踏まえ、JMAT活動はその対象を被災地域の被災者・地域住民とし、人間らしい生活が送れるようにするための医療公衆衛生支援を、他県からの医療チームと地元医師会が協力して行うモデルとして形成され、これが東日本大震災から医師会における災害医療活動の基本形となった。

JMATの基本コンセプトは、2010年3月10日の定例記者会見の席上で公表された。その翌日、日本医師会シロクマ通信に載せて全国に配信されたのだが、これがまさに東日本大震災の1年前であった。そして東日本大震災が発生した2011年3月11日には、災害小委員会は、午前中までJMAT構想のディテールについてさまざまなシミュレーションを行っていたのである。

東日本大震災と日本医師会

それでは東日本大震災におけるJMAT活動を詳しくみていこう。

3月15日から7月15日まで日本医師会は全国の都道府県医師会と協力して約1400チーム、6000名の医療従事者を被災4県に派遣し、震災で被災した地域医療の復興に貢献した。ただし、無制限で外部からの医療チームを受け入れたわけではなかった。むしろ、地域性を考慮した対応が強く求められた。たとえば、岩手県医師会長石川育成先生は、地元医師会の指揮調整を受けない無秩序に被災地に出没して問題を起こす医療救護班の状況を懸念し、「火事場泥棒は要らない」と明言した。しかしこのような不届き者は全体から見ればごく一部であり、多くの医療関係者はボランティア精神に基づき、地元医師会との調整のうえ、淡々と避難所の巡回診療に従事していたが、被災地のニーズに沿った調整が必要であることも現実であった。

ＤＭＡＴは一定の研修教育を受けたものでなければ隊員として参加することはできない。さらに規模の大きな病院で働く医師でなければＤＭＡＴ隊員になれない。災害医療に協力したいと考えている小病院・診療所の医師は排除されている。他方、ＪＭＡＴは趣旨に賛同していただける医療従事者であれば、働く場所に関係なく誰でも参加できるのを特徴とした。産婦人科や眼科、耳鼻科、皮膚科に加え、公衆衛生医師、健診担当医師などの先生方からは、自分のような診療科の医師がお役に立てるだろうか、といわれていたが、私どもは大歓迎した。実際はこれらの先生方を必要とする患者さんは必ず存在した。ＪＭＡＴ活動はいわば大きな傘として機能することができた。心ある医療従事者であれば、そして地域のニーズがあれば誰でも参加できることがＪＭＡＴの利点であった。なかには海外で働いていたハーバード大学医学部出雲正剛教授など日本人医師もＪＭＡＴの一員として福島県沿岸部の支援に参加していただいた例もある。ＤＭＡＴ隊員のなかには、ＤＭＡＴ活動があまりにも制約が多いため、途中でＤＭＡＴの旗を降ろし、ＪＭＡＴとして活動した方もいた。JMATでは、地域医療のサポートに徹するという姿勢を保つ限り、支援活動の指揮調整権は現場に与えられたのである。

JMATの支援は細く長くあるべきである。災害で崩壊した地域医療の再建には月・年単位の息の長い支援活動が必要である。被災地の医療体制の復旧に伴い、災害医療支援のあり方も変わらなければならない。日本医師会としては今回の災害の甚大さに対して、被災地の災害対応支援から被災地の医療継続、避難者の健康管理、災害関連死防止を含めたあらゆる支援活動をJMATⅡとし、2011年7月15日にJMATからJMATⅡに切り替えた。大震災後に日本医師会が事務局を務めて医療関係団体を網羅して行政のオブザーバー参画もいただいて組織した被災者健康支援連絡協議会のメンバーとも相談しながら、支援を継続した。残った主な活動の1つは岩手県医師会の「JMAT岩手」であり、現在も県内のJMAT支援として陸前高田診療所に今なお派遣が継続され、2016年3月末時点で、終結を迎えることになった。不幸なことに2015年11月に陸前高田診療所に派遣予定とされていた医師が移動の途中交通事故にて命を落とされた。JMAT活動ではじめての殉職者であり、極めて残念な出来事であった。

災害医療の要点

これらの経験を踏まえて考えると、災害医療から抽出される要点がいくつか見えてくる。災害医療における準備（preparedness）という問題である。

元来、医療は後追いが原則であるわけで、患者さんからの受診依頼があって、はじめて診察や検査そして治療といった医療のプロセスが進行する。できるだけ早期に病態を発見して、深刻化する前に適切な治療に結びつけることが大切になる。その実現のためには医療機関にかかりやすい体制が重要になり、誰でもが保険証1枚で受診できる国民皆保険制度が1961年に全国に普及して確立されたのは、重要な節目となったのだ。患者さんの選択がフリーアクセスという形で自由に保障されているから、私たち医療者は受診された患者さんに対してすぐに全力を傾けることも可能になっている。

制度論に言い換えれば、医療の専門職としての医師が必要と判断して説明と同意というインフォームドコンセントが成立すれば、必要と判断された医療の費用が医療保険から提供されるということで、これは薬剤などだけではなく、その時点で標準的な治療と認められているすべての医療がモノとして提供される制度として、現物給付と呼ばれる。介護保険制度においてはこれと異なっていて、要介護度の等級判定が行われた後に、等級に合わせた給付されるサービスの総額が先に提示されて、ケアマネージャと相談しながらケアプランという形で、どういうサービスを組み合わせるかを決めることになる。これは、現金給付と呼ばれる。

さてそこで災害医療である。

災害医療のように、国として行わなければいけない医療は、政策医療と呼ばれる。最近では平成19年に施行された改正医療法で五疾病五事業と記されているもので、五疾病はがん・脳卒中・急性心筋梗塞・糖尿病そして精神疾患をさし、救急・災害・へき地・周産期そして小児の医療が五事業である。ここでは、行政の責任で行われる業務を代行するといった立場となるが、特に災害医療においては災害救助法や国民保護法などによって、医療者には従事命令が出される規定があり、その発出まで待てば行政による否応なしの徴用という望ましくない姿になってしまう。

心の準備から始まって、組織としてのマニュアルづくり、そして周辺環境と物資面での準備、生涯教育としての学びなどを含めた「災害に対する備え」が求められる。

災害時にも活動ができる臨床医は、平時には目の前の患者さんの治療に忙殺されているので、単なる命令ですぐに災害地に行くということは、目前の患者さんに対する責任や置かれたポジションにおける役割を放棄することにもなってしまう。それでは災害対応がいくつもの問題を起こしてしまうので、それぞれの責務を果たしたうえで災害活動が可能になった余裕のあるところでの手上げ方式によるＪＭＡＴ活動という概念を日本医師会のあるべき方法論として立ち上げたのである。つまり個別の医師としては困難になってしまう災害医療対応において、組織としての相互扶助によって医師全体としての責務を果たすシステム論としている。医療専門職として、プロフェッショナル・オートノミーに基づく専門的判断によって必要と考えられる際には、独自に先遣隊を発出するプッシュ型のチーム派遣を追認受けるために、都道府県と都道府県医師会との災害時協定書においては、要請があったとみなす「みなし条項」を明記することが好ましい、とした。

そして、都道府県内に設置された災害対策本部において、医療チーム派遣が必要とされた場合、域内での調整で可能であれば、各都道府県医師会が調整を行う。また、被災状況が他地域の支援チームを必要とする場合には、受援する都道府県医師会からの現場の要請に基づき、支援する都道府県医師会が派遣チームを組織して実行するデマンドに基づく対応として、そのコーディネート機能を日本医師会が果たす方式とした。

大震災という絶望のなかでの活動を支えてくれたもの

災害の現場では、自然の見せる圧倒的な力と衝撃に打ちひしがれてしまう。それに伴って起こる人災に対して、やり切れない思いもこみ上げてくる。

東日本大震災のときには、まさに神話や伝承の世界で伝えられるような激越な地震・津波で一瞬にして町が壊滅し、多くの人命があっという間に失われるのを目の当たりにした。災害現場では、普段は思いもつかない黙示録的（revelational）などという形容詞が頭のなかを駆け巡った。

２０１１年1月8日に還暦を迎えた私の身辺では、創業して育ててきた医療法人や社会福祉法人にお祝いムードがあり、故郷に戻るたび、いくつかの会合なども開かれ、職員一同からはちゃんちゃんこ代わりにイタリー製の紅いセーターなどもらって、私はいささか悦に入っていた。その気分を完膚なきまでに打ち砕いたのが、開院記念日に起こったあの東日本大震災であった。

青森県から岩手県・宮城県・福島県そして茨城県を大規模な地震が繰り返し襲い、そして太平洋岸に津波被害をもたらした。その被害は特に岩手県・宮城県・そして福島県において甚大であり、40万人を超える避難民が、南北およそ５００㎞の範囲に、多くは着の身着のままで取り残された。

なかでも東京電力福島第1原子力発電所の原発群の爆発事故という人災も続発した福島県では、それによって14万人の強制避難という事態を引き起こした。私の暮らす故郷いわき市も影響は皆無ではなかったが、事故を起こした福島第1原子力発電所から50㎞の距離にある私の施設や自宅に対する放射線汚染の影響は、地理的そして気象的な好条件によって、結果として比較的軽微なレベルといえた。

それにしても、先の全く見えないなかでのささやかなアクションであったが、その直後から始まったのが、全国から、また全世界から押し寄せてくる温かい援助の申し出だった。こうして触れることができたそのヒューマンなパワーもまた想像をはるかに超える力強さであり、これを実感することでどこまでも頑張る勇気が湧いてきたのである。これをバックにして、地元のことは同僚や仲間たちに極力任せながら、日本医師会のオペレーションに挺身することができたのだ。高谷雄三福島県医師会長、いわき市医師会木田光一会長、長谷川徳男副会長（いずれも当時）、国井信夫事務局長などの方々、私の医療法人では妻で副理事長の敦子、高萩周作病院長、八木橋彰憲医局長、藤井宏石井医院長、箱崎弘美本部事務局長はじめとする260余名の職員たちはすべて戦友である。このように、この未曽有の大災害に直面したときに、歯を食いしばって踏みとどまる仲間がいる有り難さもまた、骨身にしみたのである。これは、医師会活動に挺身してきた私にとって、最大のご褒美だったかもしれない。

7●医療がつくる国際関係

エボラウイルス病への日本医師会の取り組み

2013年から始まったエボラウイルス病に対する日本医師会の取り組み、そして富士フイルム・富山化学が開発した抗ウイルス薬アビガンに関するかかわりについて紹介したい。

エボラ出血熱はエボラウイルスによる急性熱性疾患であり、ラッサ熱、マールブルグ病、クリミア・コンゴ出血熱とともに、ウイルス性出血熱の1疾患である。エボラ出血熱は致死率が高く、加えて、現時点では、抗ウイルス薬を含めた治療法が確立されず、対症療法しかなかった。

感染者は必ずしも出血症状を伴うわけではないことなどから、近年ではエボラウイルス病と呼称されることも多い。エボラウイルス病は過去に20回程度アフリカでアウトブレイクしたが、多いときでも総死者数は約１４００名であり、限られた地域で発生・収束するケースが一般的であった。しかし２０１４―２０１５年に西アフリカで発生したエボラウイルス病は様相が異なり、感染がアフリカ大陸を超えて米国・ヨーロッパまで拡大し、死者も２０１６年２月時点で２万８６３９名という過去最大のアウトブレイクになった。

２０１３年12月、ギニアの小さな村で２歳の男児に発症し、たちまち家族や周りの方に感染が拡大した。近年のアフリカにおける工業化・都市化に伴い交通網の整備が進んでいたため、エボラウイルス病は瞬く間に近隣国のリベリア、シエラレオネ、ナイジェリア、セネガル、マリに拡散した。さらに、治療に従事していた外国人医療関係者にも感染者が発生するとともに、アメリカ合衆国、スペイン、イギリス国内においても新規エボラウイルス病の患者が発生した。２０１４年８月８日にＷＨＯは非常事態宣言を発したが、エボラ感染症の拡大を止めることはできず、感染はアフリカ大陸を超えて拡大したのである。

厚労省が闇にほうむろうとした抗ウイルス薬

こうした動きのなかで、富士フイルム・富山化学が開発した抗ウイルス薬ファビピラビル（商品名アビガン）は世界の注目を浴びた。アビガンはＲＮＡウイルスの転写を阻害する新しい作用機序を有しており、動物実験ではインフルエンザに加え、エボラウイルス、黄熱病ウイルスなどさまざまなRNAウイルスに対する有効性が確認された。しかし動物実験段階で催奇形性が確認されており、加えてインフルエンザに対する第3相臨床試験において強固な有効性が示されなかった。そのため製造販売に当たって、厚生労働省は2014年3月条件付きの製造販売承認を与えた。その条件とは、新型インフルエンザが流行し、他の薬が効かないと国が判断した場合に、厚生労働大臣の要請を受けて製造を開始するという特殊な承認となった。厚労省による製造販売承認は大幅に遅れたうえに実質、製造販売ができないような条件がついた。アビガンは催奇形性という重篤な副作用を有する薬剤であり、女性、特に妊婦に対する投与は極めて慎重に判断しなければならないが、催奇形性を恐れるあまり、妊娠していない女性に投与を禁じて生命を失わせてしまったり、たとえ妊娠中であっても、薬剤を使用せずに母児ともに死に至ってしまったりすることも大変な問題である。治療、投薬の裁量権は、個々の医師にある。厚労省は、医師集団に相談することなく、この薬剤の倫理面の複雑さを理由に世界も注目するこの薬剤を過剰な規制により闇にほうむろうとしたのである。

2013年に端を発したエボラウイルス病の感染拡大に対し、アフリカ大陸で開かれた2014年10月のダーバン総会（南アフリカ）において、未承認の治療とエボラウイルスに関する総会緊急決議が採択された。このなかでは、アビガンを含む未承認薬を、エボラウイルス病を含む緊急性の高い疾患に臨床使用する場合、世界医師会WMAは下記のとおり、ヘルシンキ宣言第37項の内容に準拠することを医師に求めた。

「~臨床における未実証の治療
第37項
個々の患者の処置において、証明された治療が存在しないかまたはその他の既知治療が有効でなかった場合、患者または法的代理人からのインフォームドコンセントがあり、専門家の助言を求めたうえ、医師の判断において、その治療で生命を救う、健康を回復するまたは苦痛を緩和する望みがあるのであれば、証明されていない治療を実施することができる。この治療は、引き続き安全性と有効性を評価するために計画された研究の対象とされるべきである。すべての事例において新しい情報は記録され、適切な場合には公表されなければならない。」

つまりこの決議は、医師患者の信頼関係を元に、説明と同意そして記録を適切に行うことで、アビガンを臨床使用することは世界医師会としても承認すること、を意味している。ダーバン総会から戻ると、直ちに横倉義武日本医師会長、感染症担当小森貴常任理事と私は塩崎恭久厚生労働大臣を訪問し、この決議の主旨を説明し、理解を得た。

このような経緯を背景として、日本政府の仲介を得て、富士フィルム・富山化学はギニアでエボラウイルス病の治療に当たるフランスにアビガン錠を供与した。フランスを率いるのは国立感染症センターＩＮＳＥＲＭ所長のデニス・マルビー教授であった。新しい薬剤の有効性を確認するためには通常、治験が行われ、その際、バイアスを最小限にするため二重盲検での試験が必須である。しかしエボラウイルス病のような生死に関わる臨床現場で偽薬（プラセボ）を使うことは倫理的に許されなかった。マルビー教授らは敢えて二重盲検をとらない臨床研究の形でアビガンをリベリアのエボラウイルス病患者に高用量投与し、治療に全力を挙げた。死と隣り合わせの現場でえられた貴重な臨床研究は、学術論文としてまとめられ発表された。その報告によれば、エボラウイルス病に罹患した患者に対するアビガンは有効性が示され、生存率やウイルス量の減少は確認された。他方、治療開始が遅れ多臓器不全が合併すると治療成績は大幅に低下した。リベリアのような開発途上国では遠隔の集落でエボラウイルス病に感染した患者が町の医療機関に受診するのは容易ではない。車で数日かかることも珍しくなく、限界の１つかもしれなかった。またエボラウイルス病に罹患し、生存した患者のなかに後日、視神経炎を発症するものが報告されたが、アビガンを投与することで軽快したとの報告も伝えられた。このようにエボラウイルス病に対するアビガンの有効性は十分期待できるものであった。

外交・国防上の失敗

このときの西アフリカにおけるエボラウイルス病に対する日本の取り組みは、外交上において失敗といわざるをえなかった。生死と隣り合わせの状態で、米国、フランスをはじめ多くの先進国がさまざまな人道支援を行うなかで、日本はアビガンという切り札を持ちながら、みずから有効に活用することができなかった。加えて、未知のウイルス（大きな声でいえないが、今回の件ですでに世界の専門家は承知しているので書き記すが、生物兵器も含めて）に効果があると期待されていることから安全保障上の戦略物資になりえたはずであり、日本の同盟国との関係性をより強固にできたはずである。

アビガンが供与されたフランス側からは、データ解析の中間報告を提供してもらうことはできたが、生データ自体は提供されていないときいている。アビガンは確かに日本から無償提供されたものかもしれないが、それを使って命がけで患者診療に当たりデータを収集したのはフランスであり、そうではなかった日本に提供する道理はないという理屈であろう。今後、日本としても国際人道支援のあり方について考える必要がある。

日本人が開発した薬剤が世界で役立つことは大変誇らしいことだが、エビデンスの確立を日本人の手で実施できなかったことは、外交上、国防上、経済上、得るべき利益が制限された感を否めない。日本医師会は、民間組織として、日本の国益を守るために、可能な限りの対応をしたと自負している。政府関係者は省益や自分たちの権限強化ばかりを考えずに、日本全体の国益について、世界、人類に対する貢献について、真剣に考えてほしい。

心ある医療が国境を超えた台湾テーマパーク粉塵《ふんじん》爆発事件

JMATの国際チームであるiJMAT派遣は、2015年7月に実現することになった。同年6月27日午後8時、台湾新北市のウォーターパーク「八仙水上楽園」において、イベントでカラーパウダーを使用した際に、引火・粉塵爆発が発生したのである。プールサイドで、若い男女が水着姿でパーティーを楽しんでいる最中、この悲劇が起こった。受傷患者総数525名、うち入院患者数398名、うち集中治療患者213名であった。死傷者のほとんどが粉塵爆発で発生した火炎による全身熱傷であった。

中華人民共和国と常に向かい合い、自然災害も多い台湾は、災害対応でも世界有数の事故対応能力を有していた。軍が中心となって、この大量の傷病者をただちに複数の医療機関に搬送し、おおよそ3時間で完了した。熱傷専門病院のベッドには限りがあるため、傷病者を受け入れた病院では急遽《きゅうきょ》熱傷ユニットがつくられた。また、台湾全土から熱傷専門医、集中治療医等が集められ、国家を挙げての災害医療対応が行われた。
台湾政府からの要請により、日本医師会は日本救急医学会、日本集中治療医学会、日本熱傷学会の3学会より専門家6名を選抜し、2015年7月12日から7月15日までの4日間、台湾医師会と連動して、台湾熱傷診療支援団をiJMATとして行った。日本医師会は長年台湾医師会とのお付き合いがあり、東日本大震災においても全面的な人道支援をいただいた経験がある。その恩返しの意味も込めて、日本医師会として最大限の対応を行ったのである。

日本から派遣された台湾熱傷診療支援団は、多数の入院患者を収容した病院を訪問し、台湾人医師と治療方針について確認して情報共有が行われた。派遣時は事故が起こってからおよそ2週間が過ぎ、重症熱傷患者の管理において、感染症対策、栄養管理、追加の皮膚移植等で難しい問題に直面する時期であった。そのため、日本から派遣された熱傷の専門家との意見交換は、台湾人医療スタッフを大いに勇気づけることになったのである。

我々医療従事者はヒューマニズムの集団であり、あくまでも国や政治信条に関係なく患者さんを治療することが信条なのだ。

この事例は、心ある医療が国境を越えることが確認できた貴重な経験となった。また、公式の外交ルートがない国や地域への医療チームの派遣は、WHOが推奨する緊急医療チームEMTのフレームワークでは対応できないものである。これを、東日本大震災の経験を踏まえたｉＪＭＡＴとして問題解決できたことにも、大きな意義があったといえるだろう。

国際保健委員会と世界医師会の活動

武見太郎元日本医師会会長時代から続く英文誌Japan Medical Association Journal（ＪＭＡＪ）の編集長を10年間拝命し、世界医師会（ＷＭＡ）の正式な地域会議としてのアジア大洋州医師会連合Confederations of Medical Associations of Asia and Oceania（ＣＭＡＡＯ）の事務総長職と併せてその運営に携わってきた。私の在任中にＪＭＡＪはアメリカを代表する情報検索システムPubMedにリスティングされることになり、いっそう存在感を増している。

日本医師会は職能団体であるとともに学術団体である。ＷＭＡにおいてはさまざまな情報交換や交流そして時代の動きで必要な決議や宣言をとりまとめて世界に発信している。最も重要な活動の中にＷＭＡヘルシンキ宣言の改定作業がある。これは日本医師会国際保健委員会をプラットフォームとして作業が行われる。私は２００６年から約10年間、国際保健担当理事としてヘルシンキ宣言をはじめさまざまな日本医師会の国際関係業務に携わってきた。

ヘルシンキ宣言は、第2次世界大戦におけるナチスドイツ（の医師）が強制収容所等で行った非人道的な人体実験を人類への犯罪とし、その反省からのニュルンベルク綱領に基づいて、医師の倫理綱領を定めることを目的として、1964年フィンランドのヘルシンキで行われた第18回世界医師会で採択された。その後、世界医師会においてそのときの世界の趨勢《すうせい》や医療を取り巻く環境に合わせて内容を更新してきた。

2013年には東京で世界医師会ヘルシンキ宣言修正ワーキンググループWGの作業が行われた。当初、2011年の東日本大震災の影響、特に福島第一原子力発電所事故による放射線に対する懸念もあった。しかし、日本および福島の現状を正しく伝えることで、科学者でもある世界医師会の医師たちは東京に集い、ヘルシンキ宣言のあり方について3日間議論を深めることができた。夕食は東京ソラマチのレストランですませ、続いてスカイツリーに登ってきらめく夜景を眼下にして、私たちは、国民すべてを包括する国民皆保険制度を1961年から守ってきていること、福島原発の過酷な状況にもかかわらず関係者の努力と医師会の協力もあって、眼下に広がる社会の安定が保たれていることを解説した。世界中から集まった参加者にも正しく理解していただけたものと思う。

ヘルシンキ宣言はすべての医師が目を通し、内容を理解しなければならないものである。

平易な英語で書かれ、加えて日本医師会による日本語定訳も存在する。忙しい医師でも目を通せるように、15分以内で読めるようにまとめられているのが特徴である。多くの医学論文そして医学研究は、ヘルシンキ宣言に準拠することが求められる。

近年のヘルシンキ宣言で特徴的な修正としては、2013年の東京理事会において議論された、第30項における意識不明の患者さんなどに対するインフォームドコンセントのあり方などが挙げられる。あわせて、近年の医療保健分野におけるビッグデータの潮流を受けて、バイオバンクのあり方についても議論された。そして、全面改訂版がWMAヘルシンキ宣言2013フォルタレイザ改訂として成立し、データベースとバイオバンクに関しては、ヘルシンキ宣言のなかに最小限の言及を、電源にたとえればソケット部分、入れながら、新たなガイドラインを作成することも決定し、そのためのWGを立ち上げて、引き続き私も日本医師会、アジア全体を代表する形で参画している。次年度中に、現在までつくり上げられたドラフト版が、総会決定まで進められることを目標に作業プロセスが行われている。医師は国籍、政治信条、宗教等にかかわらず、人類に貢献することが求められる職種である。世界医師会はそれを実践する団体である。世界医師会に参加する医師は、ときとして政治的に不安定な国のメンバーもいる。我々は、中東の某国で医師が時の政府に拘束されたときは、連名で政府に対して抗議文を提出したこともある。ジュネーブ宣言にあるように人道主義に基づき、仮に独裁者であっても犯罪者であっても、患者として目の前に現れたのであれば、公平に診療することが求められるのである。

ハーバード大学武見プログラムの世界的意義

武見太郎の名は医療関係者でなくても耳にしたことがあるだろう。1957年4月に日本医師会会長に就任し、連続13期25年にわたって在職し、世界医師会会長も歴任した人物である。医療制度や保険診療のあり方などを巡り、時の大物政治家や厚生官僚との対立も辞さない姿勢で「けんか太郎」とまで呼ばれ、日本医師会の代名詞でもあった。それに加えて、武見太郎先生は学術的にも優れた業績を持ち、すでに1970年代に本格的高齢化社会の到来に備えて、高齢者を対象とした保健制度の創設を誰よりも早く提言していた。そのビジョンは単に医療にとどまらず、倫理や社会のあり方、哲学にまで及んだ。

その武見先生は最晩年の1983年、米国ハーバード大学公衆衛生大学院に自分の名を冠したプログラムである武見国際保健プログラムをつくった。これは、武見太郎元日本医師会長の構想である「医療資源の開発と配分」に着目したハーバード大学が設置した学際的プログラムであり、毎年、日本医師会の推薦で1～2名、世界各国より10名程度の中堅の専門家・研究者がフェローとして選考され、国際保健や医療政策に関する研究活動を行っている。プログラムを修了したフェローは200人を超え、世界各国の幅広い分野で活躍している。

国際保健と災害医療のつながり

私は、日本医師会の国際保健そして救急災害医療を10年間担当理事として担当してきた経験により、両者は非常に関係が深いコンテンツであることに着目していた。その思いは、東日本大震災でのJMAT活動を経験し、確信となった。

私がかかわった国際保健と災害医療の取り組みの一部を時系列で紹介させていただきたいと思う。

2020年東京オリンピック、正式には第32回夏季オリンピックは、2013年9月7日にアルゼンチンの首都ブエノスアイレスで行われた第125次IOC総会において、イスタンブール（トルコ）、マドリード（スペイン）を抑えて選出された。生中継で投票結果を見ていたが、東日本大震災を福島で経験した私は、東京が選ばれたことを心から嬉《うれ》しく思った。それと同時に、世界からの期待にどのように応えるか、どのように安全・安心にオリンピックを迎えられるか、一医師として責任を痛感した。

日本医師会としては、東京が選ばれたこの日からオリンピックに向けての準備が始めら

日本医師会における国際保健と災害医療の取り組み

2013.9.7	2020年東京オリンピック開催決定
2013.11.4	台風第30号によるレイテ島高潮災害
2014.10	世界医師会　エボラウイルス病に関する緊急決議
2014.10.4	iJMAT構想発表
2015.4.25	ネパール地震と沖縄県医師会による iJMAT派遣準備
2015.6.27	八仙水上楽園粉塵爆発事故に対する 熱傷専門家iJMAT派遣
2015.7.28	第23回世界ジャンボリー大会支援
2015.11.9	国際マラソン医療機構公式マラソン 医療救護マニュアル翻訳権調印
2016.1.16	ボストンマラソン・東京オリンピック 有志グループ会議

れた。危機管理の世界ではデイ・ワンストラテジー（1日目からの戦略）という考え方がある。何かイベントをすると決まったら、その日から危機管理対応の準備に取りかかる、という意味である。私は救急災害担当理事、そして国際保健担当理事としての経験により、東京オリンピックの開催は、2013年の爆弾テロを経験したボストンマラソンをロールモデルにするべきであると確信し、積極的に情報収集するとともに、ボストンマラソンの関係者とのつながりを模索した。

2011年3月11日の東日本大震災のあとも、世界ではさまざまな災害やテロ、紛争が絶えることなく起こっている。そのなかで日本医師会としてもできる範囲で最大限の取り組みを行ってきた。対応当時には話せないこともあっても、2016年の今であれば紹介させていただいても関係者にはご迷惑にならないと思う。

オペレーション・トモダチの経験が役立ったフィリピン台風30号高潮被害

2013年11月8日早朝、台風30号（ヨランダ）が、フィリピン中部に上陸した。その後も勢力はほとんど弱まらず、およそ900ヘクトパスカルの勢力を約1日半維持し、その間フィリピン中部の島々は60m／s以上という竜巻に匹敵するような強風と台風による局地的な低気圧による高潮に長時間襲われた。さらに島々の湾の最奥部に位置する地形的要因や台風の進行方向右側の危険半円に位置した位置的要因、避難しにくい早朝時という時間的要因などが重なって、レイテ島のタクロバン市を中心に甚大な被害を引き起こした。

11月10日、レイテ州の警察によると、台風の進路にあった住宅や構造物の約70～80%が破壊され、死者は1万人に達した。これは2004年スマトラ島沖地震以来の被害であった。11月11日、フィリピン政府は、総人口の1割に当たる約967万人が被災したと発表した。タクロバンでは食料や金銭の略奪が発生したため、ベニグノ・アキノ大統領は、非常事態宣言を発令した。

この状況に対して日本も多大な災害支援を行った。政府支援としてはＪＩＣＡの国際緊急援助隊がタクロバンに派遣され、また日本の複数の医療ＮＧＯが医療チームを派遣した。しかしその多くは、被災地に行くための交通手段や地元関係者の協力が得られず、空港周辺で足止めとなり、やむをえず空港周辺で医療テントを展開せざるをえなかった。

日本医師会は、この国際人道援助活動を災害前よりフィリピンの地域社会に溶け込む形での医療支援活動を行ってきた、岡山の医療ＮＧＯであるＡＭＤＡに一任した。フィリピンは、外国人医師の医療行為に対して規制が厳しい国であるが、フィリピン医師会との長年の交流を通じてＡＤＭＡの医療活動の許可を速やかにえることができた。

自衛隊は国際緊急援助隊を派遣するとともに、輸送艦おおすみをはじめとする艦艇を災害派遣した。日本医師会は、防衛省・自衛隊とＡＭＤＡが現地で共動できるよう、調整業務等の後方支援活動に専念した。これは東日本大震災における米軍とのオペレーショントモダチの経験が大変役に立った。

野口英世以来の日本医学の伝統を取り戻せ

今後、エボラウイルス病の患者が国内外で発生する可能性は残っており、また、今後も治療法が確立していない感染症が次々と発生してくるリスクは高い。今回の教訓はその際に活かすべきであろう。

さまざまな新興および再興感染症が、気象変動の進行に伴って、熱帯病の温帯進出という形でわが国にも上陸するのを避けるのは極めて困難である。ブラジルのジカ熱に代表されるように相対的に狭くなった地球上で、風土病の外界、そして世界への伝搬《でんぱん》という文脈もまた同時に、伝搬速度を上げて進行している。近い将来、日本は、世界の一員として、いっそうその脅威にさらされることになろう。

アジアやオセアニアの隣人やアフリカ・南米の人々が悩まされている病気に、日本の研究と医療が手を差し伸べるのは、野口英世以来、日本医学の伝統である。その姿勢が、決して他者に対する利益の提供であるのみならず、研究体制から生み出された新しい薬剤をしっかりした臨床試験のモデルまで示すことで治療薬として成立させることができれば、世界に対する貢献を象徴する国家的戦略とそれを裏付ける戦略物資になる。そして同時にそのデータがわが国の薬事行政の検証に耐える水準の内容とすることができれば、当該疾病のわが国に上陸が危惧されるときには、その成果が日本人を護る決定的な方策にもなるのだ。

さらに、アフリカ・アジアの人々を苦しめているオンコセルカ症、フィラリア症の特効薬であるイベルメクチンを発見した大村智先生の2015年ノーベル医学生理学賞受賞に見るごとく、その成果が国際的評価と経済的なリターンとなってもう一度わが国に還元される可能性もある。そのためには、おそらく民間企業や研究機関における創薬の萌芽《ほうが》を妨げることなく、国際的な視点で橋渡しをする行政の役割はいっそう重大となるに違いない。

国際版ＪＭＡＴ——ｉＪＭＡＴ構想

災害時、医療・救護支援における医師の派遣や支援には、対象となる両国の相互承認が必須となる。

２０１４年10月４日、日本医師会はｉＪＭＡＴ構想を記者会見で発表した。ｉはinternationalを意味し、一言でいえば国際版ＪＭＡＴである。同時にスティーブ・ジョブズ氏の創造性を敬愛してアップルユーザーである私としてはiPhoneのｉにもあやかっている。

東日本大震災における日本の惨状をテレビやインターネットで目の当たりにした世界の心ある医療関係者が、さまざまなルートを通じて医療支援活動の申し出をいただいた。厚生労働省も災害発生３日後の３月14日には、外国人医師による医療行為に関する緊急避難のための医療行為について通達が出されたが、内容としても十分ではなかった。また沿岸部被災地は日本各地からの医療チームの調整だけで精一杯であり、海外の医療チームを受け入れる余裕はなく、これら海外からの篤志はほとんど断らざるをえなかった。

日本政府が正式に受け入れた海外医療チームはイスラエル（宮城県3月29日〜4月10日）、ヨルダン（福島県4月25日〜5月12日）、タイ（福島県5月9日〜5月20日、5月23日〜6月3日）、そしてフィリピン（岩手県、宮城県7月1日〜7月10日）であった。日本は東日本大震災では海外からの医療支援を十分に受け入れることはできなかったのである。

批判も多かった国際人道援助活動の実態

じつは海外の災害医療チームの是非については、しばしば議論になる。現地の言葉ができず、医薬品やガイドラインが異なる異国で十分な医療活動ができるか、あるいは被災者のための医療活動が本当にできるのか、過去のさまざまな国際人道援助活動の歴史のなかで批判を受けてきた。実際のところ、災害医療、特に海外の災害医療チームを含む国際人道援助活動はパフォーマンスの部分があるのも事実かもしれない。悲惨な海外の災害現場で海外の医療チームが活動する絵は、メディアをはじめ人々に非常に受けが良いからである。

1994年に発生したアフリカのルワンダ内戦において大量の避難民が発生し、国際社会はさまざまな形で国際人道支援を行った。しかし各団体や個人で行う支援内容がばらばばらで、善意の支援がかえって難民や現地を混乱させてしまったという。この反省を受けて、国際赤十字や国境なき医師団など主だった団体が中心となり、スフィアスタンダードという国際人道援助活動のための基準がつくられた。スフィアスタンダードの詳細は機会を改めたいが、要は難民が人間らしい最低限の生活を送るための基準を数値で表したものである。たとえば、難民キャンプや被災地で衛生状態を維持するために、1日1人あたり飲料水として最低2リットル、生活用水として最低15リットル、1人あたりの居住空間の床面積は少なくとも3・5㎡、1つのトイレにつき最大使用者数は20人など、細かく基準が決められている。

2010年1月に発生したハイチ地震でも、日本や米国をはじめ多くの国際人道援助団体、災害医療チームが被災地に赴き、支援活動を行った。現場の状況はさながら援助合戦という側面もあった。加えて地震倒壊による下腿の外傷が数多く見られたなかで、不適切な下腿切断手術が実施されたとも報告されている。これらの反省を踏まえて、WHOは海外からの災害医療チームに関するガイドラインを設けた。海外からの医療チームはForeign Medical Team、通称FMTまたはEmergency Medical Team通称EMTと呼ばれ、医療の質を担保するためにいくつかのガイドラインがつくられた。

1400チームのJMATをお預かりした日本医師会の経験からこれらの活動を見ると、

スフィアスタンダードそしてWHOの海外災害医療チームFMTのガイドラインには、いくつかの欠落があることに気づいた。

前者のスフィアスタンダードには都市災害に関する記載がほとんどない。都市化は先進国のみならず世界的な推移であり、後進国の災害であっても都市で発生することを念頭に置かなければならないのだ。いったん災害が起これば、むしろ社会インフラが未整備な後進国の都市部のほうが甚大な被害に陥る。

またこれらのガイドラインには、JMATのように外部からの医療チームと被災地の地域医療・地域社会との協働という視点が欠落している。あくまでも海外から来る医療チームの地域医療そして被災者に対する上から目線的態度も感じられるのである。

したがって日本医師会は東日本大震災におけるJMAT活動で得た経験、そしてそれを支えた地域医療のあり方を踏まえた、独自の海外医療チーム構想が必要であろうとの結論に達した。

次の大地震に備えた取り組みが始まっている

すでに各都道府県医師会では来るべき南海トラフ地震、そして首都直下型地震に対してさまざまな取り組みが始められている。例を挙げると、岡山を拠点とする先述の医療

ＮＧＯであるＡＭＤＡは、南海トラフ地震の際には速やかに、台湾からの医療救護班を高知県の被災地に赴かせ、高知県そして高知県医師会と連携して活動することを検討してきた。つまり海外からの災害医療チームも、国内で各都道府県から派遣されるＪＭＡＴと同様、派遣元の医師会において医師免許等の身分保証を行い、派遣医師会と受け入れ医師会の相互協定・信頼関係のもとで派遣されるようにしたい、ということである。

派遣された海外からの災害医療チームは地元の医師会の指揮調整のもとで活動することで、責任の所在や医療の質を担保することが可能となる。このような体制が整えば、偽医師による違法な医療行為、あるいは勝手に店開きして被災地を荒らすような国内外からの災害医療チームを防ぐことも可能になるだろう。

また首都直下型地震が想定される東京には、多くの外国人が生活している。彼らもまた被災者となり、言葉や生活習慣の違いにより災害弱者となりうる。海外からの災害医療チームのもう１つの目標は、自国民の救助、そして医療提供である。

自国の医師免許が他国で通用しないことは世界で多くある。仮に日本で大災害が発生したとして、東京で米国人の医師が診療行為をすることは法令違反である。

こうした状況の具体的な解決策として、外国人医師が日本の医師の医療統括体制（いわゆるメディカル・コントロール）のもとで診療行為を行うことを許す、ということが挙げられる。これは、災害時だけでなく、平時の診療でもあてはまる。つまりiJMAT活動を突き詰めると、根の深い問題に突きあたってしまうのだ。したがって、海外からの災害医療チームがiJMATとして活動するためには、事前に各国医師会と日本医師会の間で、協定を締結することが必要であろう。

そこで、我々は日本の同盟パートナーである米国に対するプレゼンテーションを、2014年11月に行った。赤坂の米国大使館を訪問し、米国高官と協議を行い、併せて米国医師会とも話し合いを持った。これらの作業は本稿を執筆している2016年3月においても継続している。

また、あわせて米国ハーバード大学の人道援助関係者、法律関係者とも相談した。ハーバード側は注意深く我々の説明に耳を傾け、iJMAT構想は妥当なものであると評価をいただいた。またiJMAT構想については日本医師会国際保健委員会に参加いただく外務省、厚生労働省からも賛同を得ることができた。この地味な作業は、前述した台湾へのiJMAT派遣のようにのちに大きく実を結ぶことになった。

「災害支援のあり方が変わった」ネパール地震

ネパール地震は、2015年4月25日に首都カトマンズ北西77km、深さ15kmを震源として発生し、規模は推定マグニチュード7・8であった。ネパール各地で、建物の倒壊、雪崩《なだれ》、土砂災害が引き起こされて甚大な被害が発生し、死者は8964人を数えた。

建物の倒壊により多数の傷病者が発生したため、世界各国から災害救助そして医療活動が行われた。しかし、余震、重機や医療機関、医師の不足、国際空港がトリブバン国際空港だけしかないという空港の未整備、山岳地帯の村落の孤立化などで、人道支援活動は大変難航した。山岳地帯では、地滑りのため孤立化した村落が多数見られた。

このような悪条件のなか、被災地を目指す救援隊・医療チームが災害現場に到着できないという状態が続いた。その一方で、4月29日にはネパール政府はすでに十分な人数の捜索・救助隊員がいるとの理由で、外国の捜索・救助隊はネパールに来ないように要請した。

日本医師会は、国際保健委員会委員の山本太郎先生（長崎大学熱帯医学研究所国際保健学分野教授）が速やかに現地入りし、被災地の状況把握に努めた。委員長の神馬征峰先生（東京大学大学院医学系研究科国際地域保健学教室教授）もともにネパールで継続的な国際保健活動を行っており、ネパールを理解している代表的日本人であった。地震による被害は遠隔の地域社会でも甚大であったが、車で5時間、そして徒歩数時間にある小さな集落を訪問し、支援物資を運んでいただいた。医療のニーズは潜在的にはあるものの、このような遠隔地から本格的な医療が行える都市部までの移動手段は確保されていない状況であった。

したがって、災害医療チームをネパールの山間部に投入することは、現実的ではなかった。他方、首都カトマンズにあるネパールの最高学府トリブバン大学教育病院では、世界から駆けつけた災害医療チームが支援の申し出を行ったが、ネパール側はその申し出を丁寧に断り、日本の援助でつくられた病院施設でネパール人医師のみで手術を実施したり、傷病者の対応を行っていた。これらネパール人医師の多くは日本留学経験があり、日本でさまざまな医療を吸収し、実践していた。

従来、発展途上国における災害支援は、先進国からの一方的なものになりがちであった。しかしこのときは、低開発国みずからの手で災害医療活動を行うことができた。日本医師会からネパール支援活動を委託されたAMDA菅波茂先生はこの様子を現地で目の当たりにし、「災害支援のあり方が変わった。相が変わった瞬間だった」と述べていた。

また、沖縄県医師会はネパールの惨状を見て、沖縄に滞在するネパール人コミュニティと協力し、iJMATとしてネパールで災害医療支援活動を行うための準備を開始していた。ネパール国内で地元関係者と一緒に災害支援活動を行うAMDAと情報共有しながら、医療チーム派遣の調整を行ったのである。最終的には現地の医療ニーズがないこと、そして医療チーム派遣に数百万円かかる見込みであったが、費用対効果を考えた場合、被災地での二次被害のリスクも考慮したうえで、沖縄県医師会は最終的にはiJMAT派遣を見送った。この決断は英断であったと思われる。現地に行くだけが勇気ではない。ときとして、現地に行かない判断をすることも、はるかに勇気が必要なのだ。

ＡＭＤＡと神馬征峰教授は日本医師会に寄せられた会員の義援金をもとにそれぞれ協力もしながら長期のネパール支援計画を進めている。派遣検討のプロセスのなかで、状況分析、指揮系統と意思決定、派遣に必要な包括支援（ロジスティクス）、派遣計画等を経験できたことは大変意義があり、次回の災害にも役立つものであった。

青少年のための第23回世界ジャンボリー大会支援活動

国際保健、あるいは外国人患者の問題は、国外のみで起こるものではない。日本医師会はボーイスカウト日本連盟からの協力要請に従い、２０１５年7月28日〜8月8日まで山口県山口市阿知須きらら浜で行われた、第23回世界ジャンボリー大会における医療救護および危機管理の支援を行った。

スカウト運動は19世紀、英国のベーデン・パウエル伯爵によって提唱されたキャンプ活動を通じて、青少年のための教育活動啓蒙《けいもう》運動として始められ、今日まで世界中で展開している。ジャンボリーJamboreeとはこのスカウトの運動のなかでも最大のものであり、4年に1度開催され、世界中のスカウトから14〜18歳の青少年が参加する。

このときは世界162ケ国の国・地域から総数3万名の14~17歳の中高生が参加した。ジャンボリーは7月下旬から8月の上旬に行われる国際イベントであり、その経験は2020年に開催される東京オリンピックにも有用であると考えられる。

日本医師会から現地に派遣された医師は、多くの問題に直面した。危機管理体制の不備、医療ニーズを過小評価した医療救護計画、周辺の医療機関との連携不足、米国をはじめとする各国大使館からの不安の声、警察を中心とする警備計画とのすり合わせ不足等、問題はさまざま抽出された。

加えて実際のジャンボリーでは、熱中症や周辺医療機関における外国人患者対応、MERS疑い症例対応、公衆衛生対応、日本から帰国したスカウトにおける髄膜炎菌発症といった医療公衆衛生に関する問題も見られた。

改めて、夏期に長期間の国際イベントを行うリスクを痛感するとともに、この経験を2020年の東京オリンピックに反映させる必要性を痛感したのである。

ボストンマラソン・東京オリンピック有志会議

国際的なスポーツイベントにおける危機管理のお手本となるのが、ボストンマラソンの例である。

2020年の東京オリンピック・パラリンピックという大イベントを控え、私たちは何ができるかを真剣に検討しなければならなかった。そんな折、ハーバード大学をはじめとする関係者を通じて、ボストンマラソンにおいて医療救護班の医療記録係責任者を長く務めていたシャロン・トンプソン女史が申し出てくださり、ボストンマラソンの実務にかかわった方々と、東京オリンピックにかかわる有志が、小規模、非公開の会合を持つことができたのである。

2013年の爆弾テロ対応も含めたボストンマラソンの経験を、2020年にオリンピックを迎える日本の方々と共有したい——との主旨であった。相互の信頼関係に基づく、貴重な機会であった。

日本側は、私と長谷川学下関市保健所長（前厚生労働省医政局災害医療対策室長）、杏林大学病院救命救急センター山口芳裕教授、日本電気宇田川登紀、そして日本医師会総合政策研究機構永田高志医師。米国側は、先述のシャロン・トンプソン、ボストンマラソン医療ディレクター・クリス・トロニアス（公式トレーナー）、ニューイングランドメディカルセンター保安部マイク・クリスプ（元警察官）、ブリガムアンドウイメンズ病院救急部ステファニー・ケイデン（救急医）、ベスイスラエル病院救急部ダニエル・ノードミー（看護師）・ボストン赤十字医療コーディネーター・ステファニー・ウオルシュ、マサチューセッツ州

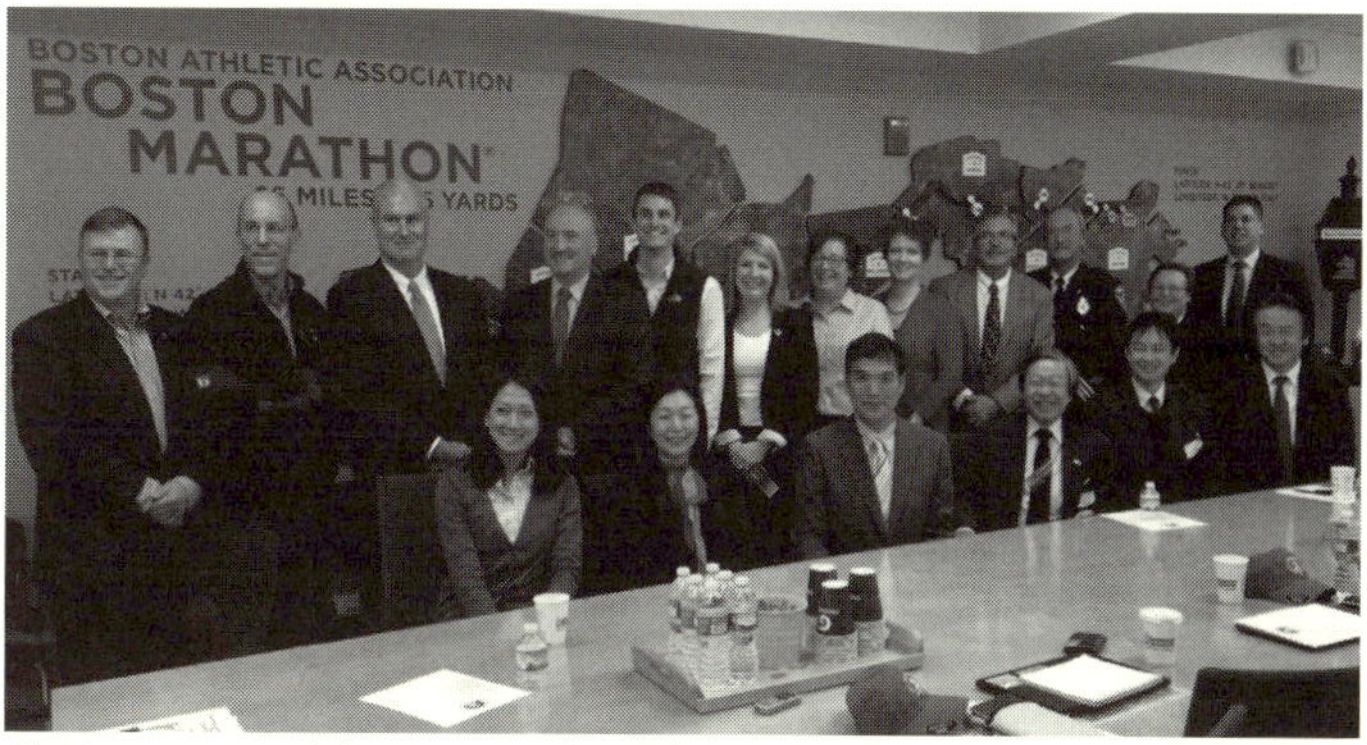

ボストンマラソン・東京オリンピック有志会議（2016年1月、ボストン）

危機管理局カート・シュワルツ、マサチューセッツ州警察通信部責任者ブラー・サザーランド、連邦捜査局デイビッド・ドナハウ、マサチューセッツ州警察クリストファー・デュモント、ボストン救急隊副所長ジョセフ・オハラ、ベスイスラエルディーコネスメディカルセンター危機管理部長メグ・フェミーノ、そしてコネチカット州立大学コーレイ・ストリンガー研究所細川由梨の合計18名。テーマは医療救護、ＩＣＳ緊急時総合調整システム、そして保安・安全の問題であった。

会合においては、お互い顔の見えるなかでざっくばらんにお話をすることができた。ボストンマラソンが過去１２０年継続できた理由、そして２０１３年の爆弾テロを乗り越えた理由は、１つはＩＣＳ緊急時総合調整システムに基づいて、オールハザードアプローチ（あらゆる危機を想定した準備）という考え方のもと、丁寧に準備を行ってきたこと、そして１人１人がボストンに住む人間としてボストンを愛し地域のために最善を尽くすという姿勢によるものであった。これは日本の地域医療、地域社会にも相通じるものであろう。

また、この交流を通じて、ボストンマラソンの医療ディレクターのクリス・トロニアス氏と日本医師会は、マラソン医療救護に関する公式マニュアル「国際マラソン医療機構公式医療救護マニュアル（仮）」の正式な翻訳権に関する契約書を交わすことができた。近年の世界的マラソンブームのなかで、シックスメジャーズとよばれるボストン、ニューヨーク、シカゴ、ロンドン、ベルリン、そして東京マラソンにおいて蓄積されたマラソン大会における医療救護を標準化するためのマニュアルが発行されたのである。

日本でも、各地のマラソン大会において、心肺停止患者に対するＡＥＤを使った救護体制は比較的整備されてきたが、日本の医療従事者は、今後この分野のその他のマラソン特有の病態についても学ぶ必要があるだろう。本マニュアルの日本語への翻訳権を日本医師会が得たことは、4年後の東京オリンピック・パラリンピックや日本のスポーツドクター制度にも有益と思われる。

8●危機管理としての医療

私は、東日本大震災を経験して、災害の多いわが国において、首都直下型地震・南海トラフ地震などを乗り切るためには、単に小手先の災害医療だけでなく、危機管理を含めた日本のあり方をもう一度考え直す必要があることを痛感した。

東京オリンピックのような国家的イベントへの備えも、同断である。

したがって私自身も含め、謙虚に勉強する必要性を痛感している。

災害医療と危機管理は両輪の関係

災害医療と危機管理は、問題解決するうえで車輪の両輪のようなものである。東日本大震災におけるＪＭＡＴ活動をはじめさまざまな災害事象を経験するなかで、医療のみでの問題解決には限界があり、危機管理を適切に学ぶことの重要性を痛感した。

ここでまず、危機管理という言葉をきちんと定義したい。危機とは「生命・財産が脅か

東日本大震災後における日本の災害医療体制の取り組み

2012.3.10	日本医師会JMAT研修会 ICS緊急時総合調整システムの準備
2013.7.1	JMAT携行医薬品リストVer.1.0コンセプト発表
2013.11	NBC対策推進機構との連携
2014.5	2014年版原子力災害における 安定ヨウ素剤服用ガイドブック
2014.7	ICS緊急時総合調整システムガイドブック出版
2014.7.10	厚生労働省「化学テロリズム対策についての提言」
2014.8.1	日本医師会災害対策基本法に基づく指定公共機関に認定
2014.9	第1回都道府県災害医療コーディネート研修会共催
2015.7	防衛省「自衛隊の第一線救護における的確な 救命について」検討会

された状況」であり、これを適切に管理＝マネジメントして問題解決することである。英語では危機管理に相当する用語としてリスクマネジメント、クライシスマネジメント、エマージェンシーマネジメントがある。リスクマネジメントは一般に災害・危機事象が起こる前のさまざまな対応、クライシスマネジメントは災害が発生したあとの対応を意味する。

エマージェンシーマネジメントは日本ではあまり認知されていないが、広い意味での日本の危機管理に相当し、前述のリスクマネジメント、クライシスマネジメントを包括した分野であり、米国では学術的には公共政策の一分野である。米国の大統領直轄の危機管理部局Federal Emergency Management Agency（FEMA）は翻訳すれば連邦政府危機管理庁である。

２０１１年の東日本大震災における我々災害医療にかかわった者の反省として、組織の指揮統制やマネジメント能力不足が挙げられた。超急性期を担うＤＭＡＴとその後の被災地の災害医療支援を担うＪＭＡＴや日本赤十字との連携不足があれば、現場のみならず国、県、市町村の災害対策本部を混乱させ、被災者に適切な医療を提供できなくなる状況も発生した。

そもそも、我々医師は大学教育そして卒業後の医師教育のなかにおいても、指揮統制や組織マネジメントを系統的に教育訓練し実践する機会は、あまりない。日常診療のなかでたとえば１００名もの部下を抱えて事業にあたることは、病院長などにならない限りはありえない。その一方で、臨床現場とは、教科書どおりにはいかない症例や症状に対する小さなクライシスマネージメントともいえよう。私たちに下地は備わっているのだ。

組織の指揮統制やマネジメント能力の問題を解決するために、私たちは米国の危機管理のツールであるインシデントコマンドシステム（ＩＣＳ）に注目した。ＩＣＳは米国で開発されたあらゆる災害対応において、組織の運用を標準化したマネジメント体系であり、本邦では緊急時総合調整システムと紹介することにした。指揮統制や調整、組織運用などが標準化されていることが特徴であり、米国では災害対応のみならずマラソンやスポーツイベントなど、あらゆる危機管理事案がこのICS緊急時総合調整システムに基づいて実施される。

米国において1970年代に山林火災の対応の失敗を教訓に消防により開発され、その有効性が認められて徐々に災害対応にかかわる他の行政機関や医療機関、企業などでの利用が拡大した。2004年には国土安全保障大統領指令第5号に基づき、国家緊急時総合調整システムが制定されICS緊急時総合調整システムを災害対応に用いることが米国において必須となった。

わが国では1995年の阪神淡路大震災以後、指揮調整機能や関係機関の連携を強化するため導入の必要が叫ばれた。2011年の東日本大震災での災害医療対応の反省を踏まえて、2012年より私が担当する日本医師会総合政策研究所（日医総研）が、九州大学所属で日医総研客員研究員である永田高志医師を筆頭著者として長谷川学厚生労働省医政局指導課課長補佐（当時）、寺谷俊泰 厚生労働省大臣官房厚生科学課 健康危機管理・災害対策室原子力災害対策調整官（当時）、水野浩利厚生労働省医政局指導課 救急・周産期医療等対策室災害時医師等派遣調整専門官（当時）も加わって、グローバルレジリエンス研究所IIGR（所長・深見真希、レオ・ボスナー氏）および米国危機管理者協会の協力のもと、「ICS緊急時総合調整システムを紹介するためのガイドブック」が出版の運びになった。これが日本における普及の端緒となった。私も共著者としてすべての文言の確認作業まで参画した。「WMA医の倫理マニュアル」の翻訳作業と同様、プロセス途上での苦労も含めて、今では良い思い出である。大和言葉によりICS緊急時総合調整システムを紹介する作業は多くの苦労を伴ったが、その分、私たちも理論武装することができた。

災害医療コーディネーターの育成

東日本大震災のもう1つの教訓として、災害医療コーディネートの重要性がある。被災地に駆けつける災害医療チームには、さまざまな背景がある。こうした要因はしばしば、被災地の活動現場で指揮系統に起因するさまざまな混乱を生んだ。

こうしたことへの反省から、地元の医療ニーズを把握し、医療資源を適切に調整（コーディネート）する医師の重要性が再認識されたのである。

東日本大震災後、各団体そして各地において、災害コーディネーターの育成が行われていたが、その定義や役割、教育研修にばらつきがあった。そのため私からも提言を行い、厚生労働省は都道府県レベルにおけるコーディネート機能を有する人材の育成の必要性を認識して2014年より研修会を開始した。

この研修会に先立ち、日本医師会は日本DMAT、日本赤十字、全国保健所長会と協力して研修プログラムを開発した。各団体それぞれの事情を抱えており、ときとして見解の違いから激しい議論を交わすこともあったが、お互いを理解しながら来るべき大災害に備えるという大目標のもとに、協力することができた。

日本医師会は、本研修会においてコーディネート機能の理論武装として、ICS緊急時総合調整システムの内容を踏まえつつ、教材の開発を行い、2014年、2015年には全国の都道府県から選抜された都道府県災害医療コーディネート機能を有する人材として嘱望される方々に研修を行うことができた。

こうした活動はオールハザードにオールリソースで何があってもみんなで対応することができるように、今後も各組織と協力して継続していきたいと考えている。

日本はCBRNE災害すべてを経験した唯一の国

CBRNE災害とは特殊災害を意味する言葉である。

今後、情勢不安によって日本国内においていつ何時起こってもおかしくない災害であり、私たち医師は、こうした災害に対しても、準備しておかなくてはならない。

CBRNEとは、Chemical（化学剤）、Biological（生物剤）、Radiological（放射線剤）、Nuclear（核物質）、Explosive（爆発物）の頭文字をとったもので、シーバーンと発音される。

以前はNuclear（核物質）Biological（生物剤）Chemical（化学剤）の頭文字をとってNBC災害と呼ばれていたが、近年の災害の複雑化に合わせて名称が変更された。

近年、CBRNE災害は人為災害、いわゆるテロで実施されることが多くなった。わが国の歴史を振り返れば、日本はじつはこのCBRNE災害をすべて経験した世界で唯一つの国である。代表的なものとして、C化学剤はオーム真理教による1994年の松本サリン事件および1995年の東京地下鉄サリン事件、B生物剤もまたオーム真理教による生物兵器としての炭疽《たんそ》菌配布未遂事件（いわゆる亀戸異臭事件）、R放射線剤は1999年の東海村事故、N核物質は第2次世界大戦における広島・長崎原爆や東電福島原発事故、そしてE爆発物は1970年代における過激派による連続企業爆破事件などが挙げられる。

このCBRNE災害対応のためには医療だけでは問題解決しない。自衛隊、警察、消防などの組織、そして法律、国際政治など広範な分野にまたがるのだ。米国や欧米では、数多くの戦争やテロを経験しているためCBRNE災害に対する知見が蓄積され、実務や研究にかかわる人材も豊富である。

1995年の東京地下鉄サリン事件の後、日本政府は包括的な報告書を作成していない。他方、米国では2001年の同時多発テロや2005年のハリケーンカトリーナ、2012年のハリケーンサンディについてはいくつもの報告書が提出され、災害対応の成功や失敗について経験が共有されている。東京地下鉄サリン事件に関する最も優れた報告書は米国のシンクタンクStimsonが作成した。彼らは事件後、警察、消防、病院に調査員を派遣し、丁寧な聞き取り調査を行った後に、事件の全体像を把握し包括的な報告書を作成している。また事件直後より傷病者を最も多く受け入れた聖路加国際病院に対してイスラエル、米国、英国、ドイツの関係者が調査員を派遣し素早い情報収集を行った。

東京地下鉄サリン事件で使用されたサリンは神経剤と呼ばれる化学物質であり、その拮抗薬（いわゆる解毒剤）は硫酸アトロピンとＰＡＭと呼ばれる注射薬である。じつはサリンを含めた神経剤はもともと農薬の開発で生まれたものであり、化学物質としては有機リンである。最近は激減したが、地方の小さな病院で救急をすると農薬による自殺や誤使用で農薬中毒の患者を診療する機会がときどきあった。したがって古い世代の医師はこの硫酸アトロピンとＰＡＭに馴染《なじ》みのある方も多いのだ。

世界的には、この硫酸アトロピンとＰＡＭを医療機関だけでなく、事件現場や災害の前線で活動する警察・消防が装備することは一般的である。軍隊においては硫酸アトロピンとＰＡＭを同時に注射する特殊なキットを携帯することは必須となっている。しかし日本においては、過去に何度も硫酸アトロピンとＰＡＭの備蓄が検討されながら、地下鉄サリン事件の折には、実現には至ってはいなかったのである。

平成26年の厚生科学審議会の部会において、日本医師会として硫酸アトロピンとPAMの備蓄の必要性を強く主張し最終的な答申に盛り込まれることができ、さらに予算措置もあわせて得ることができた。検討会のなかでは、災害医療関係者から硫酸アトロピンとPAMの備蓄について否定的な意見も出るなかで、日本医師会としては現場の第一線に立つ警察・消防そして被災者の救命を最優先するために、備蓄の必要性については決して妥協しなかったのである。

事前の教育訓練も重要

CBRNE災害においては、事前の教育訓練も重要である。

2013年の秋、自衛隊科学学校OBを中心としたNPO法人であるNBCR対策推進機構（井上忠雄代表理事）と知遇をえることができた。自衛隊OBとして日本の現状を憂い、また現役時代は決して語ることのできなかった現場経験をもとに、CBRNE災害対策のための研修会を地道に継続されていた組織である。

彼らこそ、1995年の地下鉄サリン事件の際活躍した陸上自衛隊化学部隊を教育してきた歴戦の勇者であった。私たちは、彼らの経験、人的ネットワーク、そしてコンテンツの素晴らしさをただちに理解した。日本医師会は、NBCR対策推進機構の研修会を後援し、医師会員が参加する場合は、医師会生涯教育の単位も認定することとした。

これは非常に効果的であった。ＮＢＣＲ対策推進機構としての質の高い研修会に医師会員の参加者が増加し、見事Ｖ字回復した。研修会は毎回満員となり、現在では席が足りなくなってお断りすることも珍しくないのだそうだ。

研修会中、ＮＢＣＲ対策推進機構の井上代表理事は常に、「どんなＣＢＲＮＥ災害であっても、被災者は最後にはお医者さんに見ていただかないといけません」と強調していただいている。こうした認識を広めてゆくことが、大切なのである。

安定ヨウ素剤を事前配布に

ＣＢＲＮＥ災害のＲ災害、つまり原子力災害に対する日本医師会独自の取り組みを紹介したい。

安定ヨウ素剤には、甲状腺がん等の発生リスクとなる放射性ヨウ素の内部被ばくを低減させる効果がある。福島第１原発事故後、国は原子力施設から半径５㎞圏内の住民に対して安定ヨウ素剤を事前に配付する新たな方針を示した。

全国初の安定ヨウ素剤の事前配布は、２０１４年６月から７月にかけて鹿児島県で実施された。事前配布には川内市医師会の医師が立ち会い、副作用該当者に配布しないよう健康調査が実施された。その結果、圏域内の住民4715人のうち132人が副作用項目に該当するなど医師の判断を必要とした。健康調査の実施により一定数存在する副作用該当者を抽出することができ、これは災害時における安定ヨウ素剤の誤飲を未然に防止する意義がある。

さらに川内市医師会医師と住民が集団的かつ個別的なリスクコミュニケーションの重要性が示唆された。安定ヨウ素剤ガイドブックは、地域の医師の関与と、事前配布にあたって重要であった。日本医師会と日医総研が、放射線医学総合研究所や日本政府の協力を得て作成した。医師らは、このガイドブックを参考にその効能や効果などの知識を習得して事前配布に臨み、住民の健康状態に応じて安定ヨウ素剤の配布の判断をすることができたのである。

このように、医師のみならず、さまざまな分野との協力を強めて、事にあたっていかねばならない。それぞれの分野においてスキルを磨きつつ、他方においては、関係機関と連携を深めることもまた、「治にいて乱を忘れず」の精神の実践といえよう。

防衛省・自衛隊との連携

2001年の同時多発テロ、その後のアフガン・イラク戦争を通じて、戦傷医療が大きく様変わりした。戦争とともに医療が発達するのは戦争の1つの側面である。

防衛省では2015年より「自衛隊の第一線救護に於ける的確な救命について（委員長東京都広尾病院院長　佐々木勝先生）」の検討会が開催され、日本医師会の代表として私も参加した。議論のポイントは自衛隊の衛生部局隊員、つまり准看護師・救急救命士等の医療資格を有している隊員が、銃弾の下で戦闘中の医療救護活動（第一線救護）において外科的気道確保と胸腔穿刺《せんし》などを実施できるようにするための体制をどのようにつくるかであった。

外科的気道確保とは、わかりやすくいえば、息の通り道を確保するために緊急の気管切開を行うことであり、顔面が大きく負傷して通常の気道確保ができない場合における救命処置となる。胸腔穿刺は、胸部を銃で撃たれて肺が損傷し、緊張性気胸という危機的な状況になった場合に、胸に針を刺して圧を逃がす方法である。いずれも分秒単位で行うことが求められる。

これらの処置は負傷した隊員の救命には必要不可欠な医療行為であるが、適切に実施しなければ合併症も起こしうる。そもそもこのような侵襲性の高い医療行為を、医師不在で行うことをよしとするのか、そしてもしするのであれば、どのような教育訓練をするのか、そして島民や民間人に対して実施するのか、いずれもハードルがあった。

従来のイメージのような何でも反対を旨とする日本医師会であれば、いずれも認められない内容でもあろう。しかし、そうはいっても銃弾の飛び交う第一線で、銃弾の下まで、処置のために医師が改めて赴くということは実際不可能である。人道主義の見地から見て、たとえ銃弾の下であっても、分け隔てなく患者さんの救命は最優先されるべきであろう。緊急処置を経て、安全の確保された場所まで患者さんを移動させることができれば、より高度で適確な医療が可能になる。そうであれば、「メディカル・コントロール＝医療統括の原則にしたがい、包括指示（事前に取り決めを決めたうえでの医療行為）として自衛隊医官（医師）の責任のもと、準看護師と救急救命士の資格を持って研修を受けた隊員が外科的気道確保そして胸腔穿刺を行うべきである」という方向性を、日本医師会の見解としている。

テロ・難民対策

近年、国際環境は大きく変わろうとしている。世界を席巻するテロリズムに加え、シリア問題に端を発したヨーロッパへの難民問題も出口の見えない状況が続いている。日本の医療従事者は、このヨーロッパにおける難民問題を対岸の火事として見てはいまいか？

日本の安全保障上の懸案として北朝鮮のミサイル問題が挙げられる。しかし北朝鮮の真の問題は、世界で最も貧しく、栄養状態が悪く、人権が蹂躙《じゅうりん》された人々の存在である。もし北朝鮮の政治が崩壊した場合、これらの人々が豊かな生活を求めて近隣の先進国に難民として来ることは想像しうる。

世界医師会、そしてハーバード大学武見プログラムを通じた韓国人脈からの信頼できる情報によると、北朝鮮国民の問題は以下のように整理される。

1 極度の低栄養　韓国と北朝鮮の成人の平均身長は20㎝の差があるといわれている。

2 低栄養による結核の蔓延　人口統計が存在しない北朝鮮において正確な結核患者の数を把握することは不可能である。脱北者を対象とした調査等で、活動性の高い結核の罹患率は国民の10％以上であると推測されている。この数字1つがいかに恐ろしいものか、日本の医療関係者であれば容易に想像できるであろう。

3 船舶による難民の日本流入の可能性は比較的低いと考えられている。北朝鮮は脱北を防ぐため、個人が日本海を渡れるような大型の船舶を保有することを禁止している。政府高官や軍を除き、エンジンを搭載した船舶の数は限られているため、現在ヨーロッパで見られるような船による大量難民の流入は必ずしもただちに発生する可能性は低い。

4 しかし、北朝鮮崩壊後、大量の難民が発生し、その一部は韓国や中国を経て日本に到達する可能性は十分にあると思う。そのなかには、武装難民が含まれる可能性も否定できない。

誤解がないように明記しておくが、これはあくまでも1つの想定シナリオである。しかし、我々は最悪の事態を想定した対応も、念頭に置くべきであろう。

衛星通信の重要性

大規模災害に、情報通信体制の機能不全は避けて通れない課題である。携帯電話、固定電話、インターネット等日常生活のあらゆるツールが地震や津波、台風などで機能停止に陥るのだ。その結果、情報が混乱し、災害がさらに深刻化することは容易に想像しうる。

東日本大震災においても、多くの医療機関において電話やインターネットが不通となり安否情報を集約することは容易ではなかった。災害時の通信手段として近年、衛星電話が注目されてきているが、残念ながら衛星電話にも通信の制限があり、東日本大震災時において、必ずしも適切に機能したわけではない。

日本医師会は東日本大震災をへて、JAXA宇宙航空研究開発機構と「災害時における衛星通信の実証実験」に関する契約を行い、現在わが国が保有する実験衛星「きずな」を用いて、毎年災害訓練を行ってきた。

「災害時における衛星通信の実証実験」は、要は宇宙空間にある実験衛星「きずな」を巨大な無線ｗｉｆｉとみなし、大規模災害で地上の電話やインターネット通信が使用不能になった想定で、このｗｉｆｉを用いて日本医師会と被災した都道府県医師会そして全国の医師会をテレビ会議システムそして後述するクラウド型災害医療情報システムで接続し、さまざまな情報を共有するというものである。

過去4回の実験を行い、日本医師会は首都直下型地震あるいは南海トラフ地震が起こった想定のもとで、机上訓練・指揮所訓練を実施した。結論としては、現在の衛星通信は地球局という大型の機材を必要とするが、いったん接続を確保すれば実用に耐えられる通信速度が得られるということが確認できた。

この実験衛星「きずな」は、あと数年で燃料が切れて使用不能となるが、新規の防災仕様の通信衛星が2023年に打ち上げられる予定である。当初、新しい通信衛星は2018年に打ち上げる予定であったが、旧民主党政権における事業仕分けで、いったん廃止になってしまったらしい。

新しい通信衛星は最新の仕様となっており、従来大型の地球局を用いて行われていた通信が、小型の地球局で日本中どこからでもインターネット衛星通信、そして一般電話通信が可能になる。この衛星が打ち上がった暁には、ＪＡＸＡ宇宙航空研究開発機構よりＪＭＡＴ専用回線を確保するか上位互換で災害地の通信能力を確保していただけると期待しており、日本医師会は、首都直下型地震、あるいは南海トラフ地震における新たな災害への備えを有することになるのである。

DMATにおいて使用されるEMISというデータの共通プラットフォームへ、保健所や災害拠点病院、医師会、JMATなどが関与することはすでに約束されている。しかし、それだけでは、現場指揮所から災害現場に展開しているJMATなど医療支援チーム、消防、警察、自衛隊などとの多職種連携は十分ではない。

災害地の情報は劣化しやすいというのが通説である、たとえば、自衛隊にヘリコプターによる急ぎの救助の要請があったとしても、対応する側の事情により30分〜1時間ほど経過してしまっては、未だその状態が継続しているかどうかの判断がつかず、本部側からの検証も困難なのである。その間、消防や警察の地上部隊が搬送を行っていれば、空からのレスキューは無駄足となり、その分、救助を待っている他のケースへの対応が遅くなるのだ。

この場合、最も近くにいる他の地上チームと連携して確認を取るなど、有機的活動を行うことができれば、飛躍的に効率的なレスキューを行うことができるし、医療チームがこれに連携できれば、搬送中に医療処置を開始することもできる。

したがって、新しい衛星を用いた通信システムは、それぞれの組織の通信活動を十分にカバーしたうえで、災害地における上位互換性を確保して、一刻を争う人道支援を実行している多職種の機能連携を支えるシステムとしてほしいと考えているのである。

医療情報のクラウド化3つの取り組み

クラウドとはクラウドコンピューティングの略語であり、英語ではcloud＝雲を意味する。クラウドはインターネットを通じて中央管理化されたシステムによりアプリを利用でき、データを管理するインフラ環境が提供されたものである。

具体的な例として、Google社のGoogle mapやgmail、あるいはDropbox、Facebook、Evernoteといったインターネットを通じたサービスが挙げられる。

我々が平時扱うデータの量が膨大になり、それを管理保存するためには中央管理された大型のサーバー（＝クラウド）が必要になってきたのである。

現在、世界的に、クラウドを使った医療の新しいあり方が展開している。米国CDCは、アマゾン社のクラウドを通じて米国全土の感染症サーベイランスシステムを確立した。また、クラウドを緊急時の医療情報として使う試みは、すでに諸外国でも進められており、スコットランドでは人口500万人の医療情報（アレルギーや薬剤）などはクラウドにあり、救急医療の場面で患者の病態の把握のために医師が利用できる。

平時の医療においても、欧米では電子カルテを含めオーダーリング、事務手続き等クラウド上で行われることが一般的である。この利点の1つとして、画像検査に代表される医療情報の高度化、大量データ化が挙げられる。もう1つはコスト削減である。テクノロジーを適切に利用することで、さまざまな業務が自動化される。これによって、安全性が確保されるとともに、人件費を削減することが可能になる。

しかし、わが国の大手メーカーが販売する電子カルテは、すべて据え置き型のサーバーを用いた、古い設計思想に基づくものである。世間に誤解されていることの1つに、据え置き型のサーバーのほうがセキュリティが担保されている、と思われていることがある。2015年のベネッセにおける顧客情報漏洩《ろうえい》に代表されるように、実際、多くの情報漏洩事件は据え置き型のサーバーから、内部関係者によって引き起こされているのである。

日本医師会は、3つのプロジェクトで医療情報のクラウド化に取り組んでいる。1つ目は災害時における医療情報の取り扱いである。

津波で完全倒壊した医療機関では紙カルテに加え、サーバーで保存された患者情報も失われた。たまたま遠隔のサーバーにバックアップされたものが一部残されていたが、2011年時点で医療情報のディザスターリカバリーは確立されていなかった。これは金融や産業界における情報の危機管理と大きく乖離《かいり》している部分である。

加えて、東日本大震災時の避難所の巡回診療において、紙カルテを用いることに限界が発生した。紙カルテで診療を行った結果、患者の二重登録や取り違え、文字の難読、そして多くの薬剤を服用している患者さん（特に高齢者）の場合、紙カルテでは記載が追いつかない等、多くの問題が発生した。

ＪＭＡＴの活動拠点の１つ、福島県新地町では、福岡県医師会から派遣されたＪＭＡＴ福岡が中心となり、八女発心会姫野病院の電子カルテシステムをもとにしたクラウド型災害医療情報システムを用いて、診療情報（いわゆるカルテ）や派遣カレンダー、被災地状況を円滑かつ情報保全を確保しながら約6週間にわたる災害医療支援を行うことができた。日本医師会では災害救助法に基づく指定公共団体に義務づけられている災害訓練において、全国の都道府県医師会と協働して、本クラウド型災害医療情報システムを使用している。

２つ目は日本医師会による医師認定証である。現在、日本人医師が自分が医師であると証明できる書類は、厚生労働大臣から交付される医師免許である。しかし、これは携帯できるものではない。平時、そして災害時において、自分が医師であることを証明することはじつは容易ではないのである。

したがって、医師会員については医師認証局を日本医師会に設置し、各会員の情報をクラウドで保存するとともに、ＩＣチップ付き・顔写真付きの医師認証カードを発行している。機微性の高い患者の診療情報を医師認証カードと合わせて運用すればきわめて有効なものである。

２０１６年1月から日本医師会は日本航空と提携し、機内における急病発生の際、医療対応は日本医師会会員の医師が対応することが協定として締結された。この際、医師認証カードが活躍することになる。

３つ目は、平成16年から日本医師会総合政策研究機構が行っている標準レセプトORCA Projectのクラウド化である。現在、診療報酬の計算ソフトであるＯＲＣＡをクラウドで運用することが進められている。加えてORCA Projectは２０１５年11月より政府系ファンドの出資にて日本医師会ＯＲＣＡ管理機構（株）を立ち上げた。

患者の診療情報、これは患者の生命そのものであるが、電子カルテを有する企業が将来海外の企業となれば、日本人の診療情報がすべて海外に漏れてしまう可能性もある。日本人の診療情報を守る必要があるため、今回企業として独立したのである。

危機管理の観点ではオリンピックは「災害」

２０２０年東京オリンピックの正式名称は第32回夏季オリンピックであり、２０２０年7月26日から8月9日まで実施される。またパラリンピックは、続いて8月10日から9月

5日まで行われる。推定観客数は国内外合わせて延べ1000万人。

じつは危機管理の観点からは、人がイベント等で集まる状況はマスギャザリングmass gatheringと呼ばれ、災害の1つとして捉えられている。つまり2020年には、計画された災害が起こると想定することが大切となる。

マスギャザリングにおいては、主催者、警備を担当する治安当局、そして医療の3者の連携が鍵となる。

危機管理の視点から見た2020年東京オリンピックは、すでに多くの専門家が指摘しているとおり、テロ対策、外国人観光客対応、選手対応、大会期間中の大規模災害発生など、問題が山積している。

医療公衆衛生においても、観客・選手に対する医療救護体制に加え、テロ等による多数傷病者事案対策、CBRNE災害対応、感染症対策、外国人患者対応そして各種公衆衛生対策が求められる。

夏期に東京でスポーツイベントを行う場合、熱中症対策は避けて通れない。1964年の東京オリンピックは気候が穏やかな10月10日から行われていた。しかし2020年は、オリンピックのスポンサーである米国テレビ局などの意向により、日本の事情に配慮することなく、蒸し暑い夏に競技を行うことになった。

先述の「国際マラソン医療機構公式医療救護マニュアル（仮）」をはじめ、多くのスポーツガイドラインでは、暑さ指数28度以上の酷暑環境における屋外での活動を制限、禁止している。参考までに2015年8月1日における東京の気温の変化をみてみよう。もっともこれはあくまでも気温であり、暑さ指数（別称WBGT）ではないため、目安にしてほしいのだが、日中は30度以上であり、この環境でオリンピックの協議を行うことは非常に危険といわざるをえない。

日程の再調整が最も確実な対策である。しかしそれが実現できないのであれば、あらゆる手段を講じて熱中症対策を行わなければならない。

2020年の東京オリンピックは、東京都が主催であるため、医療分野においては東京都医師会が、現場を統括する。日本医師会は後方支援として、東京都医師会を支える。それに加えて、おそらく過去日本が経験したことのないインパクトが予想されるため、オールジャパンでの対応が必須となる。

東日本大震災をはじめ、数々の現場を経験してきた日本医師会は、都道府県医師会と協力し、問題解決のための道筋を示すことは可能であると、私は確信している。

おわりに
ノーベル平和賞受賞者・シュバイツァーからのメッセージ

私は、身近な人から、「ふつうの日本人とは異なる感性、嗅覚《きゅうかく》を持っていますね」といわれることがある。

私自身は、私のものの捉え方はごくあたり前と思っているのだが、心がけている点としては、極力、ものごとを多方面から見るようにつとめている。

おそらく、その習慣の原点は、医局在籍中、ハンガリーからの留学生と懇意にしていた経験によるものだろう。

ハンガリーは中央ヨーロッパに位置する人口約1000万人の小さな国である。かつては中央ヨーロッパを広く支配する大国であり、アジアとのつながりも強い。近代では、資本主義経済下で発展するも、第1次世界大戦で敗戦国となり、オーストリアから分離され、その後、第2次世界大戦では枢軸国として戦い、戦後は共産国となった。その一方でソビエト連邦に反発し、1956年にハンガリー動乱が発生、鎮圧された。1980年代後半はハンガリー民主化運動が展開、現在では欧州連合の加盟国である。かくも複雑な歴史を経てきた国であるために、ハンガリーの文化、思想、科学、暮らしには、それぞれ奥深さが潜んでいる。

私は医師として、脳神経外科医としての道から歩みはじめたが、その後、ハンガリー国立脳神経外科病院に留学する機会があり、その後何度も訪問しては多くの方々と知り合い、思想、信条の多様性、そして自由の大切さを学んだ。

日本人と同様に姓名の順に綴《つづ》る慣習に習って記載すれば、パストール・エミール教授からは芸術と科学にまたがった発想（アート・アンド・サイエンス）を学び、畏友《いゆう》ユーロー・ヴ・イエヌ教授とは「国の違う親戚《しんせき》」と言い合って、何でも話せる関係を30年以上にわたって結ばせてもらっている。ハンガリーは戦争、動乱、弾圧により常に危機的状況に見舞われており、ハンガリー人は平時こそ、戦時のための対応を考える傾向を持っている。世界遺産に登録されている王宮の丘の下には、第2次大戦前からシェルターと洞窟《どうくつ》病院が用意されていて、戦後の冷戦時代には核シェルターとして整備されていた。

すべての機器が国産にこだわって配備されていた内部の様子はそれだけで圧巻だが、この地下トンネル自体は、おそらくバロック様式の王宮建築の時代からつくられていた可能性があるのだ。その徹底により、私の危機管理に対する感覚に、大きく影響を及ぼしているかもしれない。

私は組織人として、先方の利害と相反する意見を述べざるをえない場面にしばしば遭遇する。根深い対立であればあるほど、ウィットに富んだ発言で場を和ませながら、当方の意見を主張し、先方の立場を尊重する。

決定的な対立は不毛な争いとなり、不幸を生む。多元的、多様性、寛容さといった大陸的な知恵を、厳しい歴史を歩んできたハンガリー人から学べたことは、私の人生にとって幸運だったといえよう。

1961年、国民皆保険制度の創設を主導して立ち会った武見太郎元日本医師会会長は、それに先駆ける日本医学会の開催にあたって、医の倫理をメインテーマに選び、アフリカ大陸のランバレネで診療活動に没頭していたシュバイツァー医師に招聘《しょうへい》状を送った。ノーベル平和賞受賞者であるシュバイツァー医師は、神学者でもあり、バッハ音楽の研究とそのオルガン曲演奏においても、時代を代表する存在であった。

この招待に対しての返信が、現在のJMAJの前身であるAsian Medical Journalの1959年度版に掲載されているのを見つけた。前半はアフリカでの診療で忙しく招待に応えられないという内容になっているが、その後半の文章は私たち日本医師会に向けた心にしみるメッセージとなっている。

修辞学的で複雑なレトリックで書かれているので、日本語に置き換えるのは困難な作業なのだが、原文の風合いを残すためにも、あえて以下のように直訳調で翻訳を試みてみた。

メッセージ　Albert Schweitzer

「（前略）生命を持続させることに最大の努力を傾けるように義務づけられている、我々医師たちは、生命の尊厳ということについて人々に注意を喚起しなければならない、そしてそれによって、精神的および倫理的に人類を向上させる特別な使命を持っていると、私は心から信じている。

そうして、この高い精神こそが、現代における多くの困難な問題について、人類の可能性を理解と解決に導くであろうと、硬く確信している。」

今日、幾多の問題を抱えている国際情勢を見るにつけても、シュバイツァーのメッセージは、人道主義に立脚した活動を志す日本医師会、そして同じ志で行動している日本の人々に対する、古びることのない熱いメッセージになっていると私は思う。

私たちには、立場や考え方の違いを超えて、理解と解決を目指し、人道主義の実践という理念のもとで、力を結集し、努力を重ねていく「使命」があるのだ。

資料　災害時医療に携わる人々のために――東日本大震災の記録

大規模災害時、これからどのような事態が起こるかは誰にもわからない。そんな折、同様の災害が起こった際の記録を参照することは、事態解決の一助となるだろう。

私自身が経験した東日本大震災の様子を、発生した２０１１年3月11日から、3月20日まで、時系列で書き記してみた。不適切な表現、心情の発言もあるが、備忘録であるのでご容赦願いたい。

今後の災害時医療の参考になれば幸いである。

3月11日　金曜日

私の病院の開院26周年の日である。

午後2時46分三陸沖を震源としたマグニチュード9・0の地震は東日本一帯に大きな地震被害を起こした後に、巨大津波で関東東北北海道の沿岸部を襲った。太平洋岸を中心とする南北５００㎞にわたる被災地に、死者・行方不明者は1万８４６０人、避難者はピーク時40万人以上、経済損失25兆円であり戦後最大の被害であった。加えて東京電力福島第1原子力発電所事故による原子力災害が起こった。先進国の災害は、その社会の複雑性のため、複合災害となりうることが証明されてしまった。

私は、東日本大震災の地震が発生したときは、地元福島県いわき市の病院横の自宅1階にいた。経験したことがないすさまじい縦揺れと、それに続く長い横揺れの間に家具の扉が開いて陶器・磁器やガラス器が多数落下して粉々になるのをなすすべなく見守りながら、ここは生き延びてなんとかするのだと、妻敦子に声を張り上げた。

私の携帯電話はNTTに災害対応の登録をしておいたので、混雑の合間を縫って連絡がつきやすかった。日本医師会の横倉副会長（当時）および羽生田副会長（当時）とも断続的に連絡をとり、日本医師会に対策本部設置が決定された。私は災害担当なので本部入りするべきなのだが、交通事情も不明であり、被災地の事態が判明するまで、当面このままいわき市に留まりながら情報収集を含めた対応をする事になった。

買いためてあった貴重なレコード約3000枚が棚ごとひっくり返ってすべて床に落ち、CDも500枚以上が落下した。ジャケットが傷んだものは多数あったもののレコード盤は1枚も損傷がなかったが、CDは100枚以上がケースごと割れてしまった。

あと十数分で津波が福島にも到達する、とテレビで知らされた。私は昔から災害事象対応には特別な関心があり、そのため、東京電力福島第1、第2原子力発電所の城下町であるいわき市において、周囲からの理解が得られないまま、被ばく医療体制の必要性そして医師会が被ばく医療を学ぶ必要性について、いわき市医師会長のころから取り組み福島県副会長としても救急災害を担当して取り組んできた。だからこそ地震に続き津波が来ると聞いて、これはただごとではすまないと確信した。ただちに患者、職員そして家族に津波到達に備えるように指示した。特に沿岸部小名浜港にほど近い石井医院に何度か連絡を試みるうち電話が通じ、事態が沈静化するまでスタッフ・患者さんと利用者とともに2階以上への垂直避難を指示した。通所介護の利用者の帰宅送迎が迫っていたタイミングだったので、これは差し迫った課題だった。午後3時30分、津波の第1波がいわき市小名浜にも到達した。残念ながら市内いくつかの集落で甚大な被害が発生したが、当地の津波は私のクリニックの町内2ブロック手前で止まった。私の病院は、普段は脳神経外科と眼科の専門領域を中心とした市中の病院として、専門性の高い治療を提供するのを目指している。病院自体は地震津波による被災を免れたが、室内の物品の倒壊に加えて周辺の液状化現象によって上下水道に障害が出て、電源供給の不安定も重なったため、実質的には機能不全に陥った。

幸い重症者がいなかったので可能な患者さんから自宅で待機してもらうようにお願いしながら、外来はかかりつけの患者さんたちに対する治療継続に加えて、外傷やさまざまな訴えで来院されるすべての方々の診療のために解放し、関連施設として頑張っている石井医院と併せて、直後からいわゆる救護所医療に徹することにした。また、各施設の被災の程度が判明するまで、病院での炊き出しを中心に、グループ全体の食事を賄った。

幸いにして家族や職員に怪我はなかった。このあと、いわきと東京を毎日何度も目まぐるしく往復することになった1ヶ月間、自宅の片付けは一切できず、ガラス破片など散乱する室内では、買い置いてあった革靴を室内履きとし、自分たちが眠ることのできるスペースをなんとかつくり、防災服着用のまま、寝泊まりすることになった。

病院内の混乱の収拾をしている渦中、原発が危ないらしいという話を耳にした。いわき市には福島第1・第2原子力発電所で働く方も多く、原発内の生々しい情報が携帯やメールで伝わってきた。

私は1999年の東海村原子力発電所事故、そしてその前のいわき市におけるさまざまな公害訴訟や東京電力の職員の不祥事を経験して、福島県いわき市において緊急被ばく医療体制の必要性を痛感し、医師会活動を通じて研修会を行ったり、自治体と協議を行ってきた。つまり福島第1原子力発電所における事故を想定した準備を行ってきたのである。東京電力の城下町であるいわき市において、震災前にこのような取り組みをすることは大変勇気が要るものであった。東京電力や自治体からの理解は得られず、変人扱いされることもあった。そんな逆風のなかでも、いわき市はほとんどが30㎞圏外ではあるが、市民全員分を賄える安定ヨウ素剤を、市長や保健所長に強く要請して備蓄してもらっておいた。

残念ながら、起こってほしくない最悪の災害、原子力発電所事故がまさに目の前で起ころうとしていた。

午後8時過ぎ、日本医師会総合政策研究機構客員研究員の永田高志医師からの電話を受けることができた。彼は当時福岡県におり、震災による被害は全くなかった。私は次のようにいった。「幸い地震と津波による被害は最小限ですみました。しかし現時点で福島第1原子力発電所は制御不能の事態に陥り、早晩チェルノブイリのときのように原発は爆発するでしょう。しかも6基の原発が次々爆発すれば、人類が経験したことない恐怖に日本のみならず世界は直面するでしょう」。永田医師はJMAT構想立案でも中心的役割を果たしてくれた。私は彼に可能な限り速やかに福島に来るよう依頼し、彼も了承した。

3月12日　土曜日

震災翌日の模様は正直ほとんど混乱した記憶しかない。3月12日午後には第1号機が水素爆発しており、福島県そして日本全体が混沌《こんとん》とした。私は、いわき市医師会館に赴き、木田光一会長を通して市役所にヨウ素剤配布を進言し、自分でもこのようなときのために用意しておいた備蓄を服用した。同時に福島県医師会にも、同様な県庁への進言をお願いした。医師会員そしてその委員の被害状況を確認するとともに、いわき市保健所に赴き、保健所長と意見交換を行った。正直、身の周りのことで精一杯であり、何を優先して実施すればいいのか誰にもわからない。それでも保健所において、安定ヨウ素剤配布ルールづくりが始まった。

プルサーマルのプロジェクトである福島第1原発第3号機に事故が起これば、核弾道ミサイル付きの原子力潜水艦が事故を起こしたようなシチュエーションなので、米海軍に相談するのが一番だろうと日本医師会に伝達した。

沿岸部で津波により避難してきた被災者を収容するための避難所が設置されたこと、そして福島第1原子力発電所周辺の楢原町・広野町の住民が第15条通告を受けて、いわき市に避難していることが確認された。

いわき市医師会にも日本DMAT関係者が訪問したが、開口一番「外傷患者はいませんか」と問われ、「いません。人手が足りないので診療のサポートをしてくれませんか」と回答すると、「私たちは、外傷患者を診るのが仕事です」とすぐに移動してしまったという。同じようなDMATの訪問を何度か受けたが、現地のニーズに従って、すぐに現地の要請に従って検案検視や避難所回りそして病院支援に同調してくれるチームがある一方で、杓子定規《しゃくしじょうぎ》な対応しかしないチームもあった。

必死で生き延びようとしている被災者たちの要請に応え、また、医師でなければできない死亡判定を行って御家族の生きて行く時計の針を先に進めることも、被災地の安定に必須なのであるから、このようなときにこそ、本来マルチタスクである医師としてできるだけ地元の要望を汲み取って、現場のデマンドに合わせたタスクを幅広に実行する災害支援隊の協同活動を実現したいと思う。

自衛隊の出動要請が初日の日没に間に合わず、2日目になってしまったことにも残念な思いが残った。この日の夜には仮眠をとったが、はじめは海上で浮かんで頑張っていた遭難者たちが、やがて寒い海に呑《の》まれていったタイタニック号の映像が繰り返し想起され、目を閉じても神経が高ぶってなかなか寝付けなかった。津波で全ての命が瞬間に奪われたのではない。東北人の根性で何とかがんばっていた遭難者もいただろう。助けられる命もあったはずである。

3月13日　日曜日

いわき市にJMAT先遣隊ともいうべき強力な応援が到着した。日本医師会救急災害対策委員会の小委員会委員長である岡山県医師会長（当時）井戸俊夫先生、岡山県医師会救急担当理事松山正春先生、看護師、そして日医総研・九州大学の永田高志先生である。彼らは3月12日に交通機関が一部再開したのにあわせ、各自、岡山や福岡から東京へ移動し、翌13日、東京都医師会石原哲先生（白鬚橋病院名誉院長）が特別に手配してくれた救急車にて朝8時にいわき入りすることができたのである。当時常磐自動車道は閉鎖されていたが、警察の緊急車両許可証を取ることで無事通過することができた。

このJMAT先遣隊といわき市医師会幹部の間で今後の対応が協議された。

① 私は東京に戻り、日本医師会から全国の都道府県医師会に呼びかけてJMATを本格起動する。

② 井戸、松山両先生は、いわき市の避難所を視察して医療ニーズを把握した後、ただちに岡山に戻り、JMAT岡山の派遣準備に取りかかる。

③ 永田先生はいわき市医師会と一緒に市内の医療ニーズを把握し、元来の住民人口35万人のなかで特に原発周辺地区住民を含めて避難所約140ケ所、避難民1万9000人を含めた、今後の医療支援計画の立案を行う。

私は原中勝征会長（当時）に、いわき市そして福島県の被災状況を伝え、避難所の支援そして崩壊寸前の地域医療を支援するために、全国の都道府県医師会に呼びかけてJMATを被災4県に派遣するよう会長名で要請するよう依頼し、了承された。

夕方になっていわき市医師会館で長谷川祐一いわき市薬剤師会長と打ち合わせしてから一緒にいわき中央警察署に行き、緊急車両ステッカーを在庫目一杯の14枚の交付を受け、私自身の1枚と医師会幹部の分以外は、薬材の在庫不足が顕著になっている薬剤師会に渡した。

3月14日　月曜日

自家用車で東京に戻り、私の案からただちにJMAT派遣計画の概要がつくられた。

①　青森、岩手、宮城、福島、茨城、そして千葉や東京をも一部巻き込んだ地震津波に原発事故や火災などという複合災害である。このうち、自前で頑張ることができない深刻な被災状況にある岩手、宮城、福島と茨城の4県を対象にした医療支援を中心とする。

②　現地からは多数の溺死《できし》を中心とした検案検死が報告され、現地入りしたDMATの対象疾患とのズレがあり、72時間業務での搬送件数も多くない。結果として、40万人の避難民の健康および医療支援のJMAT構想が喫緊で最大の対応策になるであろう、最大で同時100チーム1ケ月を想定したサポート体制構築を日医方針とする。

③　放射線医学の専門家として長崎大学原爆後遺障害研究施設山下俊一副学長と高村昇教授に福島県の被ばく医療関連のサポートを依頼する。

④　いわき市で活動中のJMAT先遣隊による初期迅速評価により医療公衆衛生の優先事項として、

避難所の医療公衆衛生支援活動、特に慢性疾患の定期内服薬切れ対応、食料・水・生活必需品の不足などが挙げられた。

当時、福島県では原発周囲の市町村からの住民の撤収が行われて、大混乱が起こっていた。支援が必要な4県に対し、全国の都道府県医師会をブロック単位で区割りして派遣することを決定した。要請を受けた都道府県医師会にとって、災害支援を行うこと自体は合意できても、JMATについての事前準備がすべて整っていたわけではない。福島の原子力災害の状況が先行き不透明で安全が担保されないなかで災害医療チームを派遣することに躊躇する意見もあったが、これは科学的根拠に基づく医学的判断で活動可能地域を決定することとした。日本医師会そして各都道府県医師会では、JMAT派遣の準備が進められた。日本医師会ではJMAT活動のための準備が次々と進められ、各都道府県医師会でも今までの医療救護班を急遽JMATに格上げして急ぎ被災地へ派遣するための準備が次々と進められていた。また厚生労働省や官邸に対してもJMATについて説明する必要があった。

いわき市では、地元医師会とJMAT先遣隊の永田医師が中心となって避難所の巡回診療が始められていた。ただし、十分な医薬品がなく、物流が途絶しているほか、宅配便が郡山から太平洋岸に入るのをためらっているという現状で、見通しは厳しいとのことだった。

陸上自衛隊特殊武器防護隊により、いわき市保健福祉センター前に除染所が設置され、あわせて放射線の外部被ばくを計測するモニタリングポイントが設置された。

今でこそ紹介できる笑い話がある。いわき市がモニタリングポストを設置するにあたり、手順にしたがいバックグランド値を手持ちのガイガーカウンターで測定したところ、何度行っても値がゼロであった。そもそも地球上には太陽および天然に存在する微量の放射線物質があり、加えて3月13日の1号機爆発に伴う放射線物質拡散のため、値がゼロ、ということはありえなかった。結局はガイガーカウンターの故障であることが判明し、やむなく福島労災病院からガイガーカウンターを借りて、モニターサービスが運営されることとなった。

いわき市の測定サービスはいったん動き出すと大勢の市民が測定を希望されて訪れ、いわき市職員は対応に追われた。

3月15日　火曜日

疲労困憊《こんぱい》のなか、まどろんだ眠りは深夜1時の1本の電話で破られた。非常に聞き取りにくい声だが、いわき市保健所内で休んでいるはずの永田先生からの電話であった。興奮した様子で、「いま、目の前に福島第1原発から逃げこんできた関連企業の職員が目の前にいて、計測したら4万cpmでした」と伝えてきた。そもそも、福島第1原子力発電所で勤務する関係者は、出入りの際に厳格な放射線量率を測定して汚染がないことを確認してからでないと外出できない決まりである。従来の外部汚染基準は1・8万cpmであり、自衛隊の装置による除染によっても反応が消えないというから内部被ばくの可能性が示唆された。福島県災害対策本部では埒《らち》があかず、深夜ではあるが放射線医学研究所（放医研）明石真言先生に助言を求めると、現在進行中の原発の緊急事態のもとでは10万ｃｐｍを基準値としたから本例は自宅などで経過観察のカテゴリー、という方針が示された。これを伝達したうえで、改めて私は対応している永田医師そしていわき市職員にもただちにヨード剤内服をすすめた。断片的な情報で全容は理解できなかったが、福島原発において尋常でない事態が進行していることはひしひしと伝わった。

同じころ、郡山でも同様の事例が発生していたと、報告を聞いた。

日本医師会は3月14日に続いてＪＭＡＴ派遣のための準備に追われていた。福島県いわき市には愛知県医師会を中心とするＪＭＡＴ派遣が決まった。愛知県医師会大野和美副会長（当時）は弘前大学の先輩に当たる。「いつでも行きますよ」という大野先生のハリのある声は万人の援軍を得たような勇気を私に与えてくれた。他方、やはり福島で起こりつつある事象が心配であった。ＪＭＡＴ業務を原中（当時）日本医師会長にお願いし、私は車のガソリンを満タンにして急いでいわきに戻った。東京でさえ、おそらくは売り惜しみによる、ガソリン不足がみられた。

ガソリン不足のためか、あるいは放射線被ばくを恐れてか、いやそのすべてなのであろう、町にはほとんど人の姿が見られなかった。

同日午後2時に「菅総理からの国民の皆様へのメッセージ」が放送された。いわき市保健福祉センターでいわき市職員と一緒に見ていた永田医師によると、菅総理の放送が終わった瞬間、いわき市職員からは「国から見捨てられた」との声が上がり、職員はパニック状態であったそうだ。菅総理の話し方はどこか他人ごとであり、真剣に問題解決する姿勢や気概は感じられなかった。

いわき市は機能不全状態であった。いわき市保健所での放射線レベルの測定値が1~2mSv／hという連絡があった。これでは存分な医療支援活動が担保されるレベルを超えていた。

永田医師から連絡を受けた私は、いわき市保健福祉センターからいわき市医師会に来るよう指示した。私はこの時点で死も覚悟した。今や福島第1原子力発電所の事故は制御不能と推定され、大勢の住民が犠牲になることも予想された。私はいわきの人間であり、最後の1人まで責任をもって診療する覚悟であった。しかし永田医師はこの時点で福島県外から来た唯一人の人間で、巻き添えにすることはできなかった。

このときいわき市にはガソリンが底を突きかけていた。多くのいわき市市民は車で東京まで逃げたかったが、逃げようにも車が動かせなかった。こうしたなか、いわき市医師会は尽力して、車両1台分のガソリンを調達した。そして私は永田医師に、この車で東京に逃げるよう伝えた。しかし彼はそれを断り、いわき市での活動を続けることを希望した。

私は判断材料を求めるためもあり、日本医師会の災害対策本部に電話で状況を説明した。いわきを含めた東北の全被災地は、自然災害による甚大な被害と、それに続く原発の人災、それに加えて物流の途絶したいわば兵糧攻めによっていまや危機的状況にあり、外部からの支援が入らなければ死に絶えてしまう可能性さえある。そこで日本医師会の災害対策本部と相談して一計をめぐらせた。永田医師をいったん東京に戻し、日本医師会にて記者会見を行い、被災地の窮状を日本そして世界に訴えるのだ。永田医師はしぶしぶ説得に応じ、私と2人で東京に一時撤退することにした。また、今後のいわき市医師会の災害支援活動はいったん休止状態も止むなく、当面各自自分の身を守りながらできることをする方針に切り替えた。

東京に戻る前に自宅に寄った。もしかしたら2度とここには戻れないかもしれないと思うと涙が止まらなかった。大事にしていた愛犬も置いていかざるをえなかった、せめてできることは、濡《ぬ》れない場所に数日分の餌《えさ》を用意することだけであった。

緊急車両ステッカーを示して南下する夕闇《ゆうやみ》の常磐自動車道で、地震でできた段差が所々にあるために軽い衝撃が何度も床から伝わってきたが、走れない道ではなかった。いわきから東京までの車中では、何の話もすることができなかった。同日の夜いわき市から北関東で雨が降った。放射性物質いわゆるプルームを含む雨であり、まさに黒い雨という言葉が頭をよぎる。雨雲に追いかけられる私たちの車には柏近辺でポツリと雨が落ちはじめたが、本降りになる前に駒込にある日本医師会館の地下駐車場に滑り込んだ。

車の途絶えた常磐道を南下して東京が近づくにつれて街の明かりが強くなること、車の数が増えることに気づいた。いわき市が死に絶えようとする一方で、東京は元気で、あまりにも対照的な風景であった。

日本医師会に到着すると泊まり込み状態の職員一同が温かく迎えてくれた。東北地方の薬品・ガソリン・食料・水などすべての物資不足の窮状を訴えた。東北自動車道や常磐自動車道は地震の被害をそれほど受けていないにもかかわらず、国土交通省の判断で通行止めが続いていたのだ。藤川謙二常任理事（当時）が原中勝征会長に電話連絡をとり、私は原中会長（当時）に政府に働きかけるようお願いした。原中先生の地元は茨城県であり、地元選出の大畠章宏国土交通大臣に直接電話して、22時過ぎには高速道路の開放と物流の再開が喫緊の課題と対応を電話で要請をした。これによって、翌朝11時に東北自動車道は全通、常磐自動車道も水戸までは全通、それ以北は避難民対応であれば通行を認めるという方針が大臣決済で示された。これらの高速道路の改修と支援物資の陸送強化とあわせて、タンクローリー車の通行も可能となったのだ。

いわき市保健所では放射線被ばくの不安に関する電話対応に追われ、ヨウ素剤配布の準備のために保健師の手配もできず、医師会が進める救護所活動は午前中見送ることになったと連絡があった。

これらをすませ、マンションに戻って部屋の扉を開けると、すべてを置いて故郷をあとにした敗北感と、身体的な重い疲労感に襲われた。しかし、まだまだ闘いは終わらないのだ。

3月16日　水曜日

前日のいわき市保健所の測定値は間違いであり、1～2μSv／hで最大でも20μSv／hと訂正された。μ（マイクロ）はm（ミリ）の1〇〇〇分の1の単位である。おそらく単位の聞き間違えだろう。この空間放射線量率であれば医療支援活動は安心して可能であった。

日本医師会館の5階で定例の記者会見が行われた。通常の記者会見と異なるのは、福島の被災地で医療活動を行ってきた永田医師からの現場報告のためであった。新聞各社だけでなくNHKもカメラを回していた。

永田医師は極めて冷静に自分が診てきた患者さんや避難所の状況を報道陣に伝えていた。そして報道陣に対して、現在の最優先課題は福島第1原子力発電所事故の趨勢であるが、そのそばには、助けを求めたくても助けが届かない大勢の被災者がいること、そして今こそ日本の医療従事者は立ち上がるときであることを訴えた。

記者会見の空気は非常に真剣かつ永田医師の話に感銘を受けているようであった。このときの姿は午後6時のNHKニュースで紹介された。

3月16日時点で沿岸部に派遣された日本DMATは、その大半が予定の72時間の活動時間を過ぎたため撤収していった。

いわき市の透析患者804名をバス40台で東京に搬送したいと要請があり、石原東京都知事の許可を得て代々木オリンピック選手村めざして集中的に避難して、透析処置は帝京大や東京女子医大などに分散してお願いすることになった。

3月17日　木曜日

早朝5時半にフロリダの病院から駆けつけてくれた救急医角山泰一郎先生（現帝京大学病院救命救急センター）が、いわき市医師会館の玄関前で待機していると、東京DMATの石原哲医師から電話連絡あった。木田光一いわき市医師会長（当時）と連絡して、保健所で朝食と待機を手配してもらい、早速避難所巡回チームへの編入とした。

午前中は日本医師会で他の執行役員とJMAT派遣に関する打ち合わせが続いた。各被災県ではすでに現場で活動を始めた医療班、地元医師会で編成中の隊員、薬剤の補充を進める医師会などさまざまな取り組みが行われていた。そのなかで、医療救護班の派遣が最も遅れているのがいわき市をはじめとする福島県沿岸部であった。そのため体制構築のために、私は同日午後からいわき市に出発する予定であった。

福島第1原子力発電所の事故は予断を許さない状況だった。冷却のため、警察の高機能機動車による放水活動が行われたが、残念ながら建屋まで水が届かずに十分な成果なしに終わった。そんななか、陸上自衛隊木更津駐屯地第1ヘリコプター団による空中放水活動の様子がテレビで放映された。私は自衛隊の勇気ある行動を見て力が湧いてきた。それまでは、制御不能の原子力発電所は冥府《めいふ》から現れた怪物のような存在であり、この世のすべてを飲み込んで破壊してしまうような、そんな錯覚に陥っていた。1mでも福島第1原子力発電所に近づけば、身体が溶けてしまうような恐怖感もあった。しかし、その化け物に対してヘリコプターが放水する状況を見て、自分たちも闘えるという確認をえることができた。

午後には米国から強力な助っ人が到着した。永田医師の友人でハーバード大学人道援助機関から有井麻耶医師が日本医師会に加わったのである。有井医師は慶応大学医学部を卒業後、米国のイェール大学で救急医学のレジデントを終え、ハーバード大学で人道支援に関するフェローを行う予定であった。ハーバード大学人道援助機関には優れた人材が控えていたが、言葉の問題を考慮して若い有井先生に白羽の矢が立った。

13時ごろには渡辺いわき市長（当時）から電話で医療支援要請があった。日本医師会災害対策本部で担当としての朝から多くの業務や決済をすませたうえで、早速永田医師を伴っていわきに向けて出発した。

日本医師会を出発する際、羽生田副会長（当時）や藤川常任理事（当時）から耳打ちされた。万が一、現場活動中に脱出が困難になった場合は、救助用の民間ヘリを派遣するので、必ず現在位置を連絡できるようにすることを伝えられた。日本医師会の配慮には心から感謝した。

常磐道を北上しながら、少しずつであるが運送用のトラックは車両の数が増えていることに気づいた。しかし多くは茨城北部までであり、福島まで北上するものは我々だけであった。

いわき市に到着すると、ガソリン不足そして放射線に対する恐怖心のため、市民そして被災者は屋内で息を潜めている状況であった。空間放射線量率は時間当たり1マイクロシーベルトであり、バックグランドの数倍程度、生命に危険を及ぼしたり健康被害が出る値ではなかった。しかしながら、いわき市医師会幹部からの状況を聞き、そして目の前のいわき市の状況を見て、外部から医療支援活動を行うには条件が悪すぎることがわかった。

災害医療支援活動に必須な安全確保、そして生活に必要な水、食料、ガソリン、そして医薬品が底を突いており、JMATの派遣を受けることは未だ延期せざるをえないと判断した。後にお聞きしたが、愛知県医師会大野副会長（当時）を団長とする中京ブロックのJMATは、この日の受け入れ延期の報に接して、当時待機していた高速道路のサービスエリアでため息と苛立《いらだ》ちの声を上げたそうである。

私の医療法人「正風会」グループとしても、自動車のガソリン不足で厨房《ちゅうぼう》の職員たちが明日は出勤できないということで、明日以降の炊き出しも困難になってしまった。病院の入院を一時中止し、介護老人保健は自宅に戻れない利用者ごと避難所に移転して継続する方針とした。開院26年目にして断腸の思いの決断であった。

私は、全職員に対して、アメリカから80㎞圏外避難命令が出された現状であるが、原発から20㎞圏内で全員避難している状況とは全く違うことを説明した。約40㎞離れたいわき市保健所のデータによれば、屋内を中心とした医療支援活動は十分可能で、我々の施設はそこから山を越えた50㎞以上遠方にあるのだ。また、事業が一時縮小したりしても、前年並みの給与は保証し、落ち着いた段階で清算する方針であることを説明し、質疑に応じた。

夕方17時、自民党森まさこ参議院議員が来館し、我々は窮状を説明して森議員には真剣に耳を傾けていただいた。

しかし、いわき市の状況は災害医療支援活動を再開するには条件が整っていなかった。我々は1度東京に撤収することにしたが、その際、いわき市医師会長の木田先生より1名の若い先生を東京に連れて帰ってほしいと依頼された。救急医の角山泰一郎先生である。震災当時はフロリダで外傷外科手術のフェローシップ中であったが、祖国の一大事を目のあたりにして、日本に戻り、まさに飛び込みで福島県いわき市における避難所を中心とした巡回診療に参加していたのだ。

東京に戻る帰りの車のなかは沈黙が続き、JMAT活動を再開できなかった悔しさ、敗北感があったが、1度で勝てない勝負ならヒット・アンド・アウェイ、完全に諦《あきら》めていないならば完全な敗北ではない、と繰り返し念じていた。突然、角山医師が口を開いた。「じつは私の父は原子力発電所の技術者で専門家です。父と話をしてみますか？」。角山先生の父は福島県立会津大学の学長角山茂章氏で、この角山氏こそ、東京大学物理学部を卒業後、日本原子力事業部総合研究所に入社し長年原子力畑を歩んで、東京電力福島第1原子力発電所の建設にかかわった原子力技術畑のプロであった。角山医師から携帯電話で角山氏を紹介され、単刀直入に現在の状況を確認した。角山氏からは簡潔かつ的確な情報をいただくことができた。

角山氏の情報はおよそ以下のとおりであった。
① 福島第1原子力発電所は、地震により近隣の火力発電所から原発に電力を供給していた夜ノ森の送電施設が倒壊して外部電源が喪失した。そして海側にあった補助電源であるディーゼル発電機

が津波により使用不能となった。

② 現時点では福島第1原子力発電所事故は制御できていない。

③ 現在行っている作業は、送電線から電源を引き込み、施設内の制御室の電源を確保中である。この作業は一両日中に完了する見込みである。

④ 制御室の電源が確保されれば冷却装置の稼働等が可能となり、福島第1原子力発電所事故を制御する道筋が立てられる。

これは朗報であった。私は角山氏に確認した。「それでは明日から医療班をいわきに入れても大丈夫ですか?」との質問に、「大丈夫だろうと思います」と回答していただいた。この瞬間より我々の反撃が始まった。面識のない角山氏の言葉であったが、内容は極めて科学的かつ整合性がとれており、声に一点のよどみもなかった。医師として100%信頼に値すると確信した。角山氏に御礼を申し上げ、この情報をもとに、福島県におけるJMAT活動再開の提案をするため、日本医師会に直行した。

他方、米国政府は日本に滞在する米国人に対して福島第1原子力発電所から80km以内の地点から避難する指示を出していた。米国では原子力災害が発生し、その規模がわからないときにはいったん確実に安全が担保される半径50マイル(80km)を避難区域としたようだ。この発表は日本に大きな衝撃を与えた。当初日本政府は3月11日に原子力災害対策特別措置法第15条(原子力緊急事態宣言等)を発令し、それに基づき福島第1原子力発電所から半径3km以内の住民に対して避難指示を出し、半径20km以内を立ち入り禁止区域とした。つまり、日本政府は20kmで大丈夫といっているが、米国は半径80kmまで危険だといっているように、多くの人々に受け止められたのである。

当時、多くの日本人は日本政府に対する不信感が強く、正直なところ大多数の国民が政府を信じていなかった。そんな状況では、むしろ米国政府の発表を重視してしまうのは、致し方ないことなのかもしれないが。

日本医師会は、科学的な根拠に基づき放射線の拡散状況についてある程度把握することができていた。3月16日、永田医師の知人で大阪市立大学文理学部の木村義成准教授が日本医師会に協力を申し出てくれたのだ。木村氏は地理情報システムGISの専門家であり、あらゆるデータを解析処理し、地図上で分析を行うことにかけては、日本を代表するプロフェッショナルである。

木村氏は東日本大震災直後より、福島第1原子力発電所の放射線物質飛散について注目し、福島県内を含む各自治体が連日測定しウェブサイトで広報していた空間放射線量率のデータを集め、経時的に地図上にプロットした。そこで明らかになったのは、放射線物質の飛散が同心円状ではなく、図のように大きなばらつきがあったということである。

3月18日のいわき市、飯舘、福島市の空間放射線量率はそれぞれ1・01、24・6・10・5であった。

福島第1原子力発電所から同心円状に値が広がっているわけではなく、部分的に高い値が示されていた。

福島に住む人間であれば容易に説明できる。福島第1原子力発電所から西に阿武隈山系が位置し、その北西の谷に沿って内陸に風が通るのである。3月12日の1号機爆発あるいは3月14日の3号機爆発の際の放射性物質は、この阿武隈山系の風により飛散したのであろう。つまり、3月17、18日時点で放射線物質の汚染は福島市や飯舘村で高値である一方、いわき市、相馬市、南相馬市は空間放射線量率が低いということが判明した。

これらの情報は、本来であれば政府のシステムSPEEDIにて測定され、その結果は福島県をはじめ各自治体に伝えられて、適切な避難計画が実施されなければならないことである。しかし福島県は、3月12日には政府からこのSPEEDIに関する情報をファックスで得ていたにもかかわらず、破棄してしまった。事務上のミスとのことである。

我々の帰還を日本医師会の幹部は歓迎してくれたが、同日某団体が日本医師会を訪問し、「米軍は80km圏内が危険と判断している。日本医師会は日本政府に働きかけてすべての住民をあらゆる手段で脱出させなければならない」という怪情報がもたらされ、混乱していた。

私は、会津大学の角山氏における福島第1原子力発電所の復旧作業の状況、そして木村氏の解析の結果放射線物質の汚染が特定の地域であることを科学的根拠として、JMATの福島への派遣を提案

2011年3月18日における福島県各地の空間放射線量率（μSv/h）

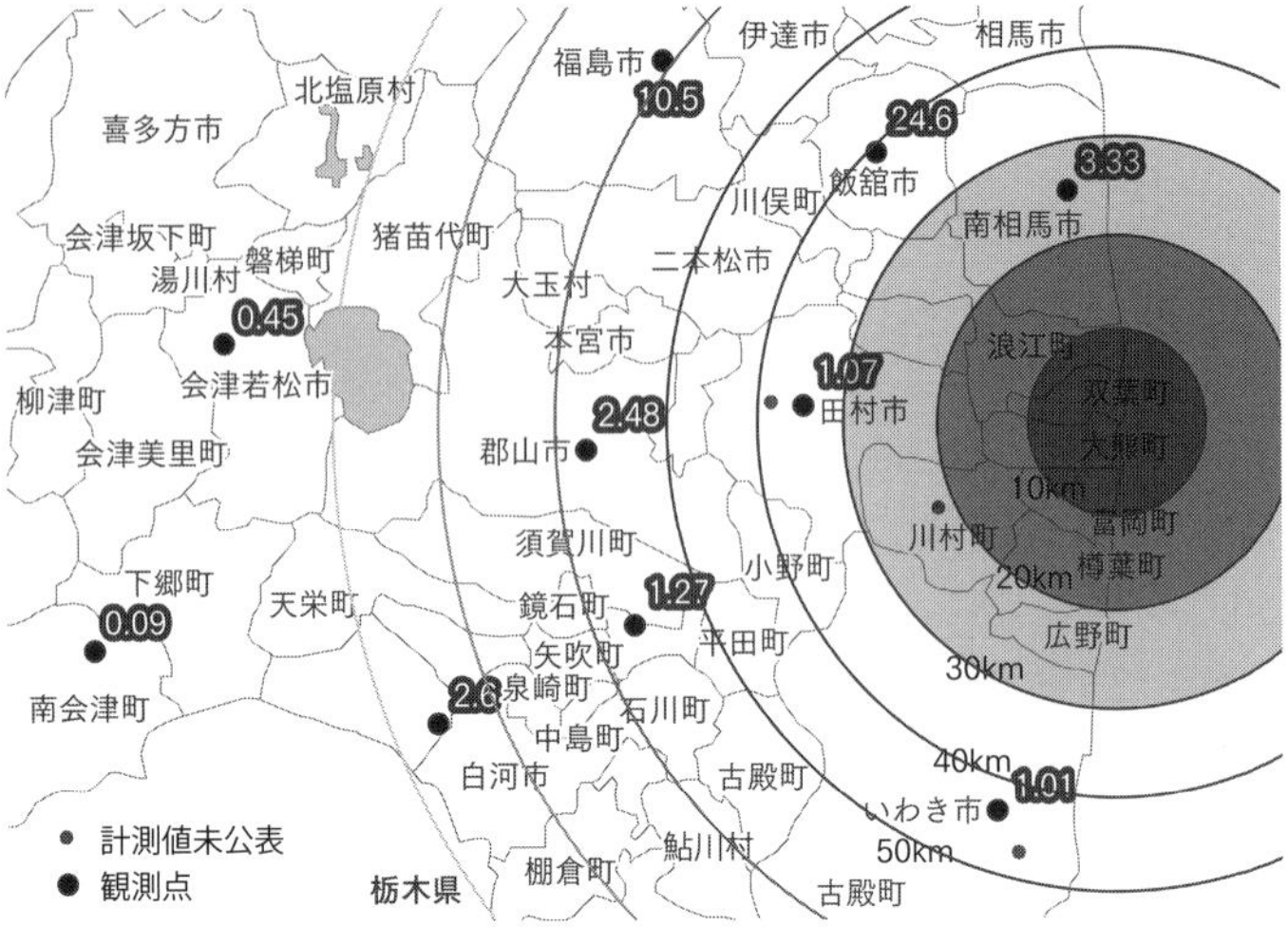

した。すでに岩手、宮城、茨城では全国からのＪＭＡＴが派遣され、多少の混乱を伴いながらも、地元医師会や医療機関の指揮調整のもと、避難所への巡回診療などが始められていた。

議論の末、ＪＭＡＴを福島県に派遣することが決定された。その中核は愛知県医師会を中心とする中部ブロック医師会の有志であった。彼らはいつでも福島に進出できるよう手前の地点で待機し日本医師会からの指示を心待ちにしていた。後に振り返ってみて、この瞬間が潮の変わり目、つまり日本医師会が、東日本大震災そして福島第１原子力発電所事故という人類が経験したことのない大災害に対して、本格的な反撃の一歩を開始した瞬間であった。

これは単なる災害支援ではなかった、人類の尊厳と存亡を賭《か》けた闘いであった。原子力災害に飲み込まれて被災者を見捨てるようなことは我々には決して容認できないことであった。

この間、もう1つの大きなオペレーションが日本医師会で進められていた。3月17日時点で被災地からは、薬品不足が深刻化しており、ただちに解決しなければ高齢者を中心に死亡も含めた危機的状況に陥ることが多数報告されていた。

3月16日には日本医師会から日本製薬工業協会へ医薬品の提供を要請し、翌17日には全国の医薬品メーカーに問い合わせ、各医薬品メーカーが無償で医薬品の提供を行うことを決定。各地の医薬品メーカーがただちに日本医師会館へ医薬品輸送を開始した。しかし、事態の緊急性やガソリン不足のため、東京から宮城、岩手へ陸路で輸送することが困難であることから、米軍の協力を得て被災地に送ることを検討した。

ハーバード大学から派遣された有井麻矢医師（イェール大学医学部救急科チーフレジデント）を通じて、米軍とコンタクトを開始した。彼女のイェール大学の知人が、USAIDアメリカ合衆国国際開発庁に人脈があり、そちら経由で米国大使館緊急指令センターに連絡が入った。有井先生から米国大使館に状況を説明し、米軍の協力を要請し快諾された。

持てるカードはすべて切って対応することになった。震災が発生して約1週間、巨大なモンスターに挑んでは負け続けるヒット・アンド・アウェイの連続で、真っ暗なトンネルのなかをいつ終わるともしれず這《は》いずり回っていたが、この日、一筋の光が差したような感覚を覚えた。

3月18日　金曜日

決戦の日であった。

私は日本医師会館で原中会長を含む役員と方針を確認した後、放医研明石真言先生と元原子力安全委員会副委員長・青木芳朗東京大学名誉教授に電話でご相談、人道医療支援活動については活動が可能な地域を明示したうえでのスタートをアドバイスしていただき、福島県におけるＪＭＡＴ活動再開の組織決定を得て、ただちにいわき市に戻った。

要請に応じてＪＭＡＴ愛知の第1陣が同日夜にはいわき入りする予定となり、その受け入れ体制をいわき市医師会と準備するためであった。常磐道は途中の北茨城までは多くの車両が走っていたが、福島に入ると我々だけになった。

夕方、大野愛知県医師会副会長を団長とするＪＭＡＴ愛知第1班5名がいわき市医師会館に到着した。大野先生の威風堂々とした姿に我々は大いに勇気づけられた。このなかに救急災害担当稲坂博理事や、一番若いメンバーとして、その後地元愛知県で立候補して見事に当選された今枝宗一郎衆院議員がおられた。すぐにいわき市災害対策本部に市長を表敬訪問した。その際私は、市長、大野先生、木田いわき市医師会長、長谷川副会長と一緒に動画撮影しＹｏｕＴｕｂｅにアップした。この動画を通じて、いわき市が地震、津波、原発事故の三重苦で苦境に陥っていること、しかし放射線汚染は少なく救援活動には支障がないこと、愛知県医師会がいわき市の要請に応えて８００kgの医薬品を調達し明日届く予定であり広く支援の手を広げていくこと、市民に向けてもともに頑張ろうという力強い

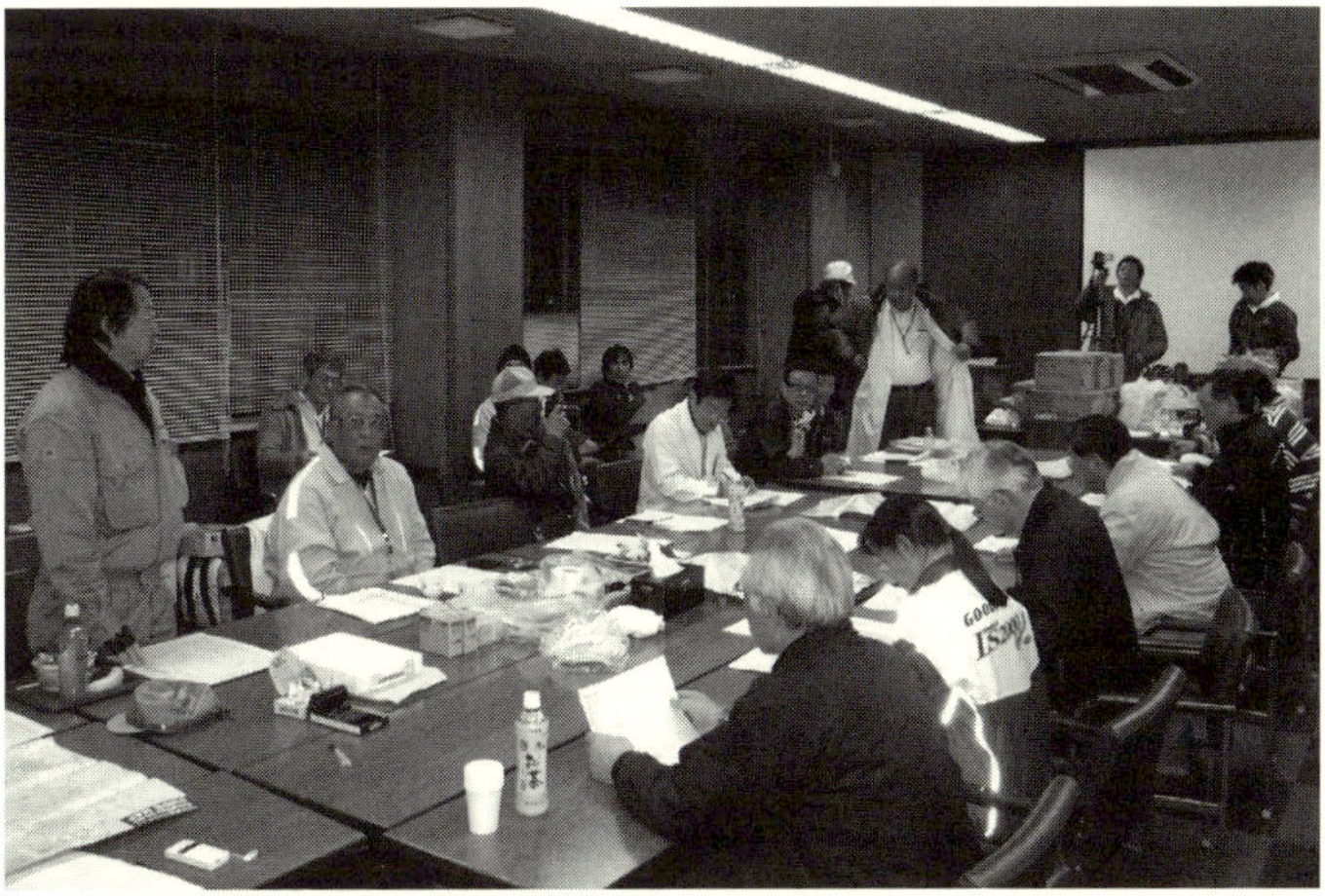
いわき市医師会館に到着したJMAT愛知のチーム

メッセージを発信した。

また、先述した大阪市立大学の木村義成先生が作成した福島県における放射能測定値のマップを、日本医師会のホームページ会員向けのところに載せたが、福島高専の布施雅彦先生の尽力で、すべての市民が見ることができるように、これをいわき市医師会ホームページの表紙にアップしていただき、連日リンクして更新する体制をつくることができた。

東京の日本医師会側でも大きなオペレーションが動きつつあった。3月17日、日本医師会からの要請を受けて、米国大使館緊急指令センターから、横田基地の大使館リエゾン米軍指令センターに連絡し、米軍の協力要請申込書を提出した。

提出からわずか数時間後、正式許可が下り、横田基地から米軍の航空機で岩手花巻空港と、仙台空港へ空輸することが決定し、〝Operation Tomodachi〟

開始となった。

この時点で米国政府・米軍はあらゆるチャンネルを通じて日本側に協力を申し出ていた。しかし当時の菅直人内閣は、米軍に災害協力を依頼すると「再占領される」と勘違いしているのか、すべての協力申し出を拒否してしまい、袋小路に追い詰められていた。

有井先生の活躍で、日本医師会-米国大使館-米軍でラインがつくられ、おそらく日米史上初めて、米軍が民間の依頼で災害支援を行う運びとなった。

〝Operation Tomodachi オペレーショントモダチ〟は米軍と自衛隊の共同による災害支援活動として一般に認識されているが、実際は3月18日の時点では、自衛隊は政治判断により身動きがとれず、日本医師会の要請によるこのミッションが〝Operation Tomodachi オペレーショントモダチ〟の先駆けとなったのである。


日本政府のなかでも新たな動きが見られた。3月16日の自衛隊による第1原子力発電所に対する冷却目的での放水活動、3月17日の警視庁機動隊による放水活動に続き、放水活動のプロである東京消防庁ハイパーレスキュー隊による活動が準備されていた。杏林大学病院救命救急センターの山口芳裕先生がこの部隊に帯同し、医師の立場で消防隊員の安全、特に放射線防護について的確なアドバイスを行った。東京電力、政府、自衛隊、警察そして消防、まさに国家総力戦であった。

3月19日　土曜日

朝からいわき市医師会館において、医師会関係者、いわき市担当者、JMAT愛知そして山梨県から派遣されていたDMAT兼医療救護班の間で避難所での被災者支援の協議が行われた。

お互いの出身や背景に関係なく、最大限の支援活動をすることが確認された。また、多くの方が福島第1原子力発電所事故による放射線物質汚染の影響を恐れていた。永田医師が、緊急被ばく医療に関するミニレクチャーを行い、現在のいわき市の状況について医学的に説明することで、リスクを正しく理解して活動に専念することができた。この外部からJMAT活動に参加する医療従事者のための緊急被ばく医療ミニレクチャーは、コンパクトにまとめた内容を活動したチームから次のチームへと次々と受け渡す形で、このあとしばらく継続することになった。このように新しい状況に対して、医学を含めた科学的アプローチで問題解決する姿勢は、災害医療のみならず、医師の基本であると改めて痛感した。

私は永田医師と山側の避難所の巡回診療に赴いた。その日は晴天で災害がなければドライブ日和といえそうだった。その避難所は山中の小さな集落の公民館にあり、私の老健施設の利用者3名と職員たちが避難しているとの情報であった。皆、無事であることが確認できて大変嬉しかった。それだけでなく、近隣の住民たちが、わざわざ握りたてのおにぎりと沢庵、熱いお茶を差し入れてくれたことが、喜びをさらに大きくした。

集落の外では、いわき市によるヨウ素剤の住民への配布が行われていた。国そして県が住民に対するヨード剤の配布や内服に関して何ら責任ある行動をとらなかったため、私たち医師という専門職としてのリコメンデーションに基づき、香川県と同じ面積を持ついわき市の住民全体に配布する作業は容易ではなかったが、いわき市独自の判断でヨウ素剤の住民への配布が決定した。

同じころ、福島第1原子力発電所では東京から出発した東京消防庁ハイパーレスキュー隊が到着した。福島第1原子力発電所の構内は爆発の影響でがれきが散在しており、加えて空間放射線量率が1Sv/hを超すホットスポットも散在していた。もしこのホットスポットに数時間滞在すれば、急性被ばく症候群に陥り、命を落とす可能性もあるのだ。東京消防庁ハイパーレスキューのミッションは、爆発した第3号機へ冷却用の海水を放水するため、パイプラインを海水が貯留していた逆洗弁ピットから確保し、東京消防庁の屈折放水塔車から放水することであった。当時の緊急対応職員の被ばく線量上限は100mSvであった。杏林大学の山口先生は、各隊員が現場に滞在できる時間を100/1000×60＝6分間と算出した。ホットゾーンの空間放射線量率は1時間あたり1シーベルト、つまり1000ミリシーベルトであった。また事故当時の緊急作業時における上限は100ミリシーベルトとすれば、各隊員がホットゾーンにおいて活動する場合、最大1時間の10分の1、つまり6分間であった。その方針に従って東京消防庁ハイパーレスキュー隊139名は各隊が短時間の現場滞在で作業を行い、リレーでつなぎ、無事海水を3号機に注水することができた。

東京の日本医師会館では日本製薬工業協会が集めて寄付いただいた8・5トンの医薬品を、医学生ボランティアと職員総出で整理・梱包《こんぽう》した。この薬剤は有井医師とともに警視庁のパトカー先導のもと自衛隊トラックで米軍横田基地まで運ばれ、そこで輸送機C130に積みこまれ、一路東北へと運ばれた。夜の岩手県の花巻空港そして自衛隊と米軍の手で滑走路が修復されたばかりの深夜の仙台空港にほぼ無灯火状態で降り立った。陸送は再びそれぞれ自衛隊チームが受け持って、薬剤不足に悩む地元医師会まで届けることができた。岩手、宮城県の災害対策本部では無事届いた大量の薬剤に圧倒され、しばらくは声も上がらなかったそうである。

これと時を同じくして、同日深夜には愛知県医師会が手配した800kgの薬剤が、いわき市医師会館に到着した。妹尾淑郎愛知県医師会長みずからが約1億円の支払いの保証人となって手配していただき、三菱重工のプライベートジェットで名古屋小牧空港から福島空港まで搬送され、福島空港からは陸上自衛隊のトラックで運ばれて来た。実際に眼の前に積み上げられた薬剤の山は壮観であった。

前例のないお願いの連続だったが、まさに被災地からの声を振り絞って寄せられた要望に基づいた、人道主義に立脚した要請に対して、応えてくれた多くの方々の良心と努力によって被災地に届けられた命の薬であった。

これで明日からの避難所巡回診療の体制が整った。

3月20日　日曜日

いわき市における巡回診療は円滑に運営されることになった。もはや、思い切って現場にすべて任せることが望ましい状況であった。明らかに空気が変わったことが感じられた。まだ、福島第1原子力発電所事故は予断を許さず、支援が届かない被災者も大勢待っていた。まだ発見されないご遺体も多数あると聞いた。

東京都立小児総合医療センター救命救急部清水直樹医師が来訪したので、小児の医療ニーズを検討すると、保健所での保健師の聞き取り調査において、多くの子供たちが家族と市内にひっそりと残っていて小児医療と被ばくに対する母親たちの不安が高い状態にあることがわかった。

届いた薬剤は薬剤師会が協力して整理していただき、それを活用しながら小児医療中心の救護所医療を医師会館で行う方針で保健所の許可も得られた。このように、JMAT活動というものは、多様な現地のニーズとさまざまな専門を持った医師たちが組み合った、多重層の医療支援活動が実現することで、予想を超えた展開を随所で見つけることができた。これも、あらゆる医療支援チームを網羅できる多彩な会員構成を持つ医師会ならではの特徴であり、災害の発災当初では、プッシュ型といわれるような先遣隊による飛び出しが必要だが、やがて現地の多様なデマンドに沿った支援活動ができる優れた特徴を持っていると、実感できた。

メンタルケアのチームの活動も開始された。吉野正芳衆院議員も来訪し、いわき市役所記者クラブから全員撤収していた記者たちも漸く戻ってきて姿を見せた。

同日14時には長崎県医師会のご尽力で長崎大学大学院医歯薬学総合研究科附属原爆後障害医療研究施設教授の山下俊一先生、高村昇先生がいわきの避難所を訪問された。山下先生は福島県庁より福島県放射線健康リスク管理アドバイザーに任命されたばかりである。後に世間からバッシングを受け続けた山下先生であるが、いわき市市役所の体育館にて説明会を開催し、住民に対していわき市の放射線汚染のレベルが健康被害をもたらすようなレベルではない旨を伝えていただいた。最後に私からも一言、住民に対して福島弁で負けないように頑張ろうと訴えた。

いわき市において復旧への道筋がついたことが確信できた。同時に自分自身、そして同行した永田医師にも限界を超えた疲労が蓄積して、休息が必要であった。いわき市医師会の木田光一会長、長谷川徳男副会長にすべてを託して、私たちは東京での業務に戻ったのである。

ここで私の東日本大震災発生から最初の約10日間の物語を終わらせていただく。

熊本医学校および東京医学校に学び、卒業後内務省衛生局に就職。明治18（1885）年にはドイツ・ベルリン大学に留学してロベルト・コッホ教授に師事し、破傷風の研究によって勇名を馳せた。後藤新平のベルリン留学に際しては、公衆衛生学のみならず、当時最先端の学問であった細菌学の研修のためにコッホ教授を彼に紹介したのは北里柴三郎だったといわれる。帰国してからも研究活動に邁進していた北里は、やがて研究所を巡るさまざまないきさつなどを経て、大日本医師会会長に推戴（すいたい）され、大正12（1923）年制定された医師法に基づいて成立した日本医師会の初代会長に就任した。「ドンネル先生」と畏れ親しまれたのは、いわゆる〝雷親父〟を洋風にひねったあだ名だったようである。

冒頭に挙げた扁額にある、「福星」とは、中国的伝統によれば裕福な官服を着た老人で表され、木星としても象徴される神であり、一方「壽域」はよく収まった世という意で、台湾医師会前会長の呉運東先生によれば、ヘルスシステムとも解しうるとのことで、この5文字全体では「新生医師会長もしくはその統率下の医師会によって、善き社会そしてヘルスシステムが開かれていくように」という願いが込められていると思われる。

明治というわが国の近代化を担った時代に、行政をはじめとしたさまざまな社会活動に、それぞれの立場で献身してきたこの両者の関係に基づき、正式な医師会会長就任という節目に当たって、後藤新平から日医を率いる北里柴三郎に対して、医療者としての共通の立場に立ち返りながら贈られたものと思われる。それは、両者の晩年において、ひとときの精神の触れ合いの証のようなものではなかったかと考えられる。

この扁額が、我々の活動を静かに見つめていると改めて心に銘記することは、混迷に満ちた現状を啓（ひら）こうと行動する今日においても、また、来るべき未来を語る際にも意味があるのではないだろうか。

（自著英文より自由に翻訳、Masami ISHII: The calligraphy in the JMA Hall. JMAJ.2010;53:62）

「福星開壽域」

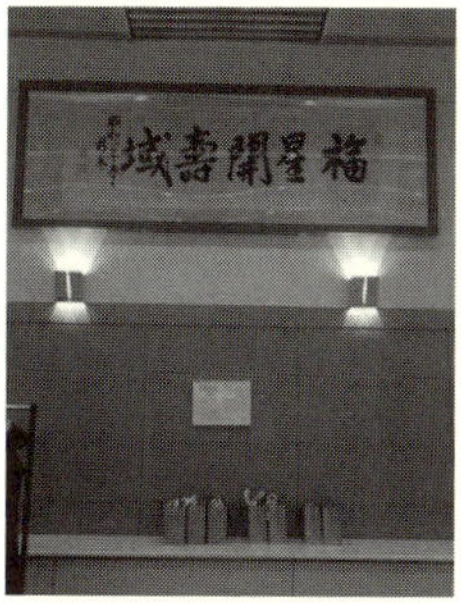

日医会館3階の小講堂に、「福星開壽域　昭和二年春日　新平」と書かれた大きな扁額（へんがく）が掲げられ、歴代医師会長の写真とともに医師会活動を常に見守っている。温故知新のたとえにあるごとく、この来歴を尋ねることが日医の歴史に思いを馳せるのみならず、これからの医師会活動を考える一助になるとも思われたので、そのあらましを、ここに記載してみる。

この扁額を揮毫（きごう）した後藤新平（1857～1929）は、医師にして行政官・政治家として勇名を馳せた人物である。昭和2（1927）年という年号から、この扁額は彼の晩年の揮毫ということになる。新平は新生日本の創生期に旧水沢藩の地に生を受けた。江戸時代後期の蘭学者・高野長英は大叔父に当たるようである。現在の福島県立医大の前身である須賀川医学校で医学を学んだ後、明治15（1882）年内務省衛生局に入り衛生行政に携わる道を選択した。明治23（1890）年にはドイツに留学し、医学博士号を授与されて戻ると、明治25（1892）年には内務省衛生局長に就任している。幾多の曲折とそれを上回る多彩な経歴を重ねることになるが、なかでも特筆されるべきものの1つは、台湾総督府民政長官として現在の台湾大学医学部を創設したことであろう。

その後、いくつかの大臣や東京市長職などを歴任し、関東大震災後に改めて内務大臣兼帝都復興院総裁として東京の復興を図り、現在に至る首都の都市計画づくりに尽力した。これらのマスタープランや植民地計画などに見られる壮大さから、人呼んで「大風呂敷」とのあだ名を得たのは、彼にとってある種の尊称であったとも思われる。

一方、この書が寄贈された時期に日医では北里柴三郎（1853～1931）が初代会長を務めていた。熊本県阿蘇郡小国町出身とされ、

24. 石井正三他. 東日本大震災とJMATの活動. 平成23年度日本医師会医療政策シンポジウム「災害医療と医師会」2012.

25. 石井正三「JMATの活動と展望」救急医学　2013／1

26. 石井正三「日本医師会の対応」DMAT標準テキスト

27. 石井正三他「平成24年度日医総研シンポジウム先端医療遺伝子情報～そして人権の未来　記録集」2013／6

28. 青木重孝, 五十嵐隆, 石井正三. 炉辺閑話 2013. 日本医事新報. 2013(4628):52-143.

29. 石井正三. JMATの活動と展望 (特集 災害医療 : 東日本大震災の検証からみえてきた今後の方向性) -- (各機関の対応). 救急医学 = The Japanese journal of acute medicine. 2013;37(1):96-101

30. 永田高志, 石井正三, 長谷川学, 寺谷俊康, 水野浩利, 深見真希, レオ・ホスナー　緊急時総合調整システム基本ガイドブック2014／6

31. 石井正三他　平成25年度日本医師会総合政策研究機構・日本学術会議共催シンポジウム　福島原発災害後の国民の健康支援のあり方について　記録集2014／7

32. 石井正三「被災地でのJMAT活動 (日本小児科学会企画戦略委員会災害対策ワーキンググループ報告 東日本大震災が岩手,宮城,福島の三県の小児と小児医療に与えた被害の実態と,それに対する支援策の効果と問題点についての総括)」日本小児科学会雑誌 = The journal of the Japan Pediatric Society. 2014;118(12):1800-1802.

33. 石井正三, 井上忠雄「SPECIAL Interview 地域の住民と世界に向き合う日本最大のNGO. セキュリティ研究」2014;17(6):8-15.

34. 永田高志, 王子野麻代, 寺谷俊康, 長谷川学, 石井正三「災害時の指揮命令系統の構築　インシデントコマンドシステム(ICS)緊急時総合調整システムの紹介」杏林医学会雑誌. 2015;46(4):275-279.

35. 王子野麻代, 石井正三.「福島第一原発事故後の新たな原子力災害医療体制. 地区防災計画学会誌. 2015;4:8-17

36. 石井正三「4章復興期(慢性期)　次の災害対策への公衆衛生の取り組み」中山書店／スーパー総合医　大規模災害時医療2015:173-181

37. 石井正三「日本医師会災害医療チーム(JMAT)の創設」一世出版; 2015.

38. 石井正三「特集:これからの災害医療　日本医師会／JMAT」九州大学西部地区自然災害資料センターニュ-ス. 2015;52:3-7.

39. 石井正三, 王子野麻代, 永田高志「福島原発事故の健康状況 2015, 6) 医療機関・組織による震災復興の取り組み」Progress in Medicine. 2015;35(5):835-841.

40. 石井正三他. 日本における医療ビッグデータの現状と未来. 平成26年度日医総研シンポジウム「日本における医療ビッグデータの現状と未来」2015.

41. 改訂第2版 DMAT標準テキスト　各組織の対応　日本医師会. へるす出版; 2015.

42. 永田高志, 長谷川学, 石井正三「災害時の緊急医療対応」BAN April 2016:24-28

和文業績

1. 浜本美英子、石井正三他　WMA医の倫理マニュアル　日本医師会、2007
2. 石井正三「アジア大洋州医師会連合（CMAAO）50年の歴史と将来展望」日本医師会雑誌 2010／3
3. 石井正三「WMAプラセボに関する会議2010」からみるプラセボをめぐる議論の今日的論点 日本医師会雑誌2010／4
4. 石井正三「これからの救急・災害対応」週刊社会保障2010／8
5. 石井正三「JMATの活動と、東日本大震災における課題」月刊保団連　2011／10
6. 石井正三「JMATとは」調剤と情報 2011
7. 石井正三「目で見るWHO」「東日本大震災対応で初動させた Japan　Medical　Associatio Team（JMAT）」日本WHO協会
8. 石井正三「産科医療に役立つ放射能の考え方『日本医師会の対応と協力』」産婦人科の実際
9. 石井正三「震災復興と病院-救護チームのあり方：JMAT（日本医師会災害医療チーム）」病院
10. 石井正三「災害と日本医師会災害チーム（JMAT）」医薬ジャーナル
11. 原中勝征, 横倉義武, 石井正三「JMAT、かく奮闘せり（東日本大震災の真実）」正論. 2011（476）：238-248.
12. 石井正三「日本医師会の対応と協力（特集 産科医療に役立つ放射能の考え方）」産婦人科の実際. 2011;60（13）：2097-2102.
13. 石井正三「『東日本大震災』で初動したJapan Medical Association Team（JMAT）活動」日本医師会雑誌. 2011;140（6）：1259-1267.
14. 石井正三「訓練で流された情報SPEEDIがなぜ閉ざされたのか―石井正三世界医師会副議長（特別インタビュー 医療特集「県民の命を守る!」本県[福島県]医療の現状と課題）」財界ふくしま. 2011;40（7）：80-83.
15. 石井正三, 小川明「特別インタビュー 石井正三・日本医師会常任理事に聞く 5年前から準備したJMAT、約1000チームを展開（特集 始まったばかりの災害医療）」JMS. 2011（173）：5-8.
16. 石井正三他. 医療事故と刑事裁判. 日医総研シンポジウム「更なる医療の信頼に向けて―無罪事件から学ぶ―」2011.
17. 石井正三「日本医師会の災害医療活動：JMAT」最新医学　2012／3
18. 石井正三「総説「災害時における日本医師会の対応について」'2 Geriatric Medicine（老年医学）2012／3
19. 石井正三　平成23年度医療政策シンポジウム　災害医療と医師会　記録集2012／7
20. 石井正三「日本医師会の対応とJMATの役割（特集 災害医療：東日本大震災から学ぶこと）」日本医師会雑誌. 2012;141（1）：32-36
21. 石井正三「東日本大震災における対応：JMAT：日本医師会災害医療チーム（特集 病院と日本復興）」病院. 2012;71（1）：53-56
22. 石井正三「災害時における医療支援について　2）災害時における日本医師会の対応について」Geriatric Medicine. 2012;50（3）：253-256.
23. 石井正三「第18回　日本医師会デモンストレーションから見えた災害時の情報共有の未来. 突撃!きずな実験レポート2012」

25. Ishii M. Special Feature: JMA Symposium on Health Policy "Disaster Medicine and Medical Associations" Activities of the Japan Medical Association Team in Response to the Great East Japan Earthquake. JMAJ. Sep - Oct. 2012;55(5):362-367.

26. Ishii M, Nagata T, Aoki K. Japan Medical Association's Action in the Great Eastern Japan Earthquake. World Medical and Health Policy. 2012;3(4):1-18.

27. Nagata T, Kimura Y, Ishii M. Use of a geographic information system (GIS) in the medical response to the Fukushima nuclear disaster in Japan. Prehospital and Disaster Medicine. Apr 2012;27(2):213-215.

28. Ishii M. Overview of Japan Medical Association Team (JMAT) for Disaster Relief. JMAJ. January-February. 2013;56(1):1-9.

29. Ishii M. Great East Japan Earthquake —Before and after—. JMAJ. March-April. 2013;56(2):104-111.

30. Ishii M, Nagata T. The Japan Medical Association's disaster preparedness: lessons from the Great East Japan Earthquake and Tsunami. Disaster medicine and public health preparedness. Oct 2013;7(5):507-512.

31. Ishii M. Recent Activities of the World Medical Association about Health Databases. -Development of the Draft of the Policy Statement and Future Revision Process- JMAJ March-April. 2014;57(2): 61-64.

32. Yoshida M, Ojino M, Ozaki T, Hatabaka T, Nomura K, Ishii M, Koriyama K, Akashi M. Guidelines for Iodine Prophylaxis as a Protective Measure: Information for Physicians JMAJ. May-June. 2014;57(3):113-123.

33. Ishii M. Humanitarianism and the JMA - In memory of Dr. Albert Schweitzer and Dr. Taro Takemi JMAJ. January-February. 2014;57(1):38-39.

34. Ishii M. Japan Medical Association. JMAJ. July-August. 2014;57(4):249-252.

35. Hatanaka T, Yoshida S, Ojino M, Ishii M. The Communication of Information Such as Evacuation Orders at the Time of a Nuclear Power Station Accident: -Recommendations for responses by the national government and electric power utilities to the "Information Disaster". JMAJ. December. 2014;57(5-6):293-319.

36. Ishii M. Humanitarianism and the JMA: -In memory of Dr. Albert Schweitzer and Dr. Taro Takemi. JMAJ. January-February. 2014;57(1):38-39.

37. Ishii M. My thoughts on celebrating the 30th anniversary of the Takemi Program. JMAJ. January-February. 2014;57(1):58-59.

38. Ishii M. Recent Activities of the World Medical Association about Health Databases: -Development of the Draft of the Policy Statement and Future Revision Process. JMAJ. March-April. 2014;57(2):61-64.

39. Ishii M. Japan Medical Association. JMAJ. Jul-Aug. 2014;57(4):249-252.

40. Ojino M, Ishii M. Reconstruction of the Radiation Emergency Medical System From the Acute to the Sub-acute Phases After the Fukushima Nuclear Power Plant Crisis. JMAJ. January-February. 2014;57(1):40-48.

41. Nagata T, Lefor AK, Hasegawa M, Ishii M. Favipiravir: a new medication for the Ebola virus disease pandemic. Disaster Medicine and Public Health Preparedness. Feb 2015;9(1):79-81.

42. Nagata T, Yoshida S, Hasegawa M, Ojino M, Murata S, Ishii M. International Medical Teams of the Japan Medical Association: A Framework for Foreign Medical Teams. Disaster Medicine and Public Health Preparedness. Oct 1 2015:1-2.

英文業績

1. Ishii M. The Continuing Medical Education Program of the Japan Medical Association. JMAJ. July-August. 2008;41(4):219-225.
2. Ishii M. The Continuing Medical Education Program of the Japan Medical Association. WMJ. 2009/2:28-29.
3. Ishii M, Nagata T. Emergency Medicine in Japan. JMAJ. July-August. 2009;52(4): 211-213.
4. Ishii M, Hamamoto M. Bioethics and Organ Transplantation in Japan. JMAJ. September-October. 2009;52(5): 289-292.
5. Subhachaturas W, Ishii M. 1st International Summit on Tobacco Control in Asia and Oceania Region. WMJ. 2010/2;149-150.
6. Ishii M. Report of the 26th CMAAO Bali Congress WMJ. 2010/2;25.
7. Ishii M, Tsuruoka H. CMAAO, Over Fifty Years of History and Future Outlook. WMJ 2010/4:70-72.
8. Ishii M. Recent and Future Activities of the Japan Medical Association as a Member of the World Medical Association. JMAJ. March-April, 2010;53(2): 86-90.
9. Ishii M. Global Health Activities of the Japan Medical Association. JMAJ. March-April. 2010;53(2): 65-73.
10. Ishii M, Hamamoto M, Tsuruoka H. JMA Perspectives on the Universal Health Insurance System in Japan. JMAJ. March-April. 2010, 53(3): 139-143.
11. Ishii M, Hayashi N. Workers' Accident Compensation Insurance and Compulsory Automobile Liability Insurance in Japanese Public Medical Insurance System. JMAJ. September-October. 2010;53(5): 273-278.
12. Ishii M. Task Shifting - Recent updates in Japan. JMAJ. July-August. 2011;54(4):219.
13. Ishii M, Nagata T, Aoki K. Japan Medical Association's Actions in the Great Eastern Japan Earthquake. World Medical & Health Policy. 2011:3(4)
14. Ishii M. Japan Medical Association Team's (JMAT) First Call to Action in the Great Eastern Japan Earthquake. JMAJ. May-June. 2011;54(3):144-154.
15. Ishii M. Japan Medical Association Team's (JMATs) First Operation: Responding to the Great Eastern Japan Earthquake. WMJ. 2011;57(4):131-140.
16. Ishii M. Fukushima Nuclear Power Plant Accident Caused by Gigantic Earthquake and Tsunami - Healthcare Support for Radiation Exposure. WMJ. 2011;57(4):141-144.
17. Ishii M. Japan Medical Association's(JMAT) Activities and Nuclear Accident in Fukushima after the Great East Japan Earthquake. JMAJ. January-February. 2012;55(1):19-20.
18. Ishii M. Special feature: Should medical accidents be judged in criminal court? The Significance in Publishing This Special Feature. JMAJ. March-April. 2012;55(2):126-127.
19. Ishii M. Report of the CMAAO Secretary General. JMAJ. November-December. 2012;55(6):435-436.
20. Ishii M. Works in progress after the 2011 Disaster. JMAJ. Sep 2012;55(5):426.
21. Ishii M. The great East Japan disaster. Disaster Medicine Public Health Preparedness. Mar 2012;6(1):7.
22. Ishii M. DRG/PPS and DPC/PDPS as Prospective Payment Systems. JMAJ. July-August. 2012;55(4):279-291.
23. Ishii M. UNESCO Bioethics conference held in Israel. JMAJ. July-August. 2012;55(4):352.
24. Ishii M. Japan Medical Association Team's (JMAT) Activities and Nuclear Accident in Fukushima after the Great East Japan Earthquake. JMAJ. January-February. 2012;55(1):19-20.

【著者】

石井正三　（いしい・まさみ）

昭和50年に弘前大学医学部を卒業、脳神経外科医の道を歩み始める。大学院に進学、ハンガリー国立脳神経外科施設に留学。埼玉医科大学脳神経外科に留学。

いわき市立総合共立病院勤務。

昭和60年に石井脳神経外科・眼科医院を開設し病院化。医療法人、社会福祉法人正風会として、老健施設いきがい村や居宅支援事業所など関連施設を通じて地域の医療福祉活動に従事。

医師会活動として、平成14年にいわき市医師会長及び福島県医師会副会長に就任、福島県との間に防災協定を締結したり、「緊急被ばく医療福島フォーラム」創設に参画、特に災害医療対策システムの構築。

平成18年の大野病院事件に際して、いち早く抗議の声明文を発表。当時、日本医師会長選挙に立候補を表明した東京都医師会唐澤会長から声がかかり、日本医師会常任理事に就任。救急・災害医療、国際関係や労災・自賠責、シンクタンクである日医総研などを担当。

平成21年に世界医師会副議長に就任。

平成22年、東日本大震災の１年前に日本医師会災害医療チームJMAT構想を記者発表。

平成23年、東日本大震災において緊急医療支援に従事。

平成25年、ハーバード大学公衆衛生大学院名誉武見フェロー授与。

平成25年、藍綬褒章 受章。

平成27年、世界医師会財務担当役員。

平成27年、長崎大学客員教授（熱帯医学研究所国際保健分野）。

だれが医療を殺すのか

2016年5月3日　第１刷発行

著　者　石井正三
発行者　唐津　隆
発行所　株式会社ビジネス社
〒162－0805　東京都新宿区矢来町114番地　神楽坂高橋ビル5F
電話　03－5227－1602　FAX 03－5227－1603
URL　http://www.business-sha.co.jp/

〈カバーデザイン〉大谷昌稔
〈本文組版〉茂呂田剛（エムアンドケイ）
〈印刷・製本〉モリモト印刷株式会社
〈編集担当〉佐藤春生　〈営業担当〉山口健志

ISBN978-4-8284-1877-3